血液标本采集技术

主　编　江咏梅

副主编　刘小娟

编　者（按姓氏笔画排序）

于　凡　　　张　鸽

王海娟　　　赵　虹

石　华　　　郭婵娟

刘小娟　　　崔亚利

江咏梅　　　戴　维

旷凌寒

秘　书　石　华（兼）颜子乙

人民卫生出版社

·北京·

图书在版编目（CIP）数据

血液标本采集技术 / 江咏梅主编. -- 北京：人民卫生出版社，2024. 12

ISBN 978-7-117-35575-9

Ⅰ. ①血… Ⅱ. ①江… Ⅲ. ①血液检查—标本—采集 Ⅳ. ①R446. 11

中国国家版本馆CIP数据核字（2023）第214647号

人卫智网	www.ipmph.com	医学教育、学术、考试、健康，购书智慧智能综合服务平台
人卫官网	www.pmph.com	人卫官方资讯发布平台

血液标本采集技术

Xueye Biaoben Caiji Jishu

主　　编：江咏梅
出版发行：人民卫生出版社（中继线 010-59780011）
地　　址：北京市朝阳区潘家园南里 19 号
邮　　编：100021
E - mail：pmph @ pmph.com
购书热线：010-59787592　010-59787584　010-65264830
印　　刷：北京顶佳世纪印刷有限公司
经　　销：新华书店
开　　本：787×1092　1/16　　印张：8.5
字　　数：180 千字
版　　次：2024 年 12 月第 1 版
印　　次：2025 年 2 月第 1 次印刷
标准书号：ISBN 978-7-117-35575-9
定　　价：69.00 元

打击盗版举报电话：010-59787491　E-mail：WQ @ pmph.com
质量问题联系电话：010-59787234　E-mail：zhiliang @ pmph.com
数字融合服务电话：4001118166　E-mail：zengzhi @ pmph.com

前　言

在检验医学高速发展的今天,质量控制依旧是一项老生常谈的议题。在检验工作中提到质控,从业人员大多关注的是分析中质控,各种有关分析中质量控制的专著屡见不鲜,分析前的质量控制曾经一度被人忽视。随着临床诊疗对实验室检验结果的准确性要求越来越高,分析前质控开始成为业界关注的重点之一;血液标本采集技术作为临床最基础、最常用的医疗技术操作,是血液检验分析前质量控制的关键一环,其科学性、优化度及规范化决定着实验室检验结果的准确性,同时影响着患者的就医体验和临床工作效率。血液标本采集的规范化是建立标准化分析前质量控制流程的重要内容之一,对提高临床检验质量、保证检验结果准确性及提高临床诊疗水平具有重要作用。

本书从临床的实际需求出发,以严谨、务实和科学的态度,编写了血液标本采集的标准化程序和相关技术要点;并强调基础理论、基础知识和基础技术的结合,从血液标本采集前的质量控制开始,对标本采集和转运的全流程分步叙述。同时,对中国合格评定国家认可委员会(China National Accreditation Service for Conformity Assessment, CNAS)、美国病理学家协会(College of American Pathologists, CAP)认可准则中的分析前条款进行了解读。

全书共九章,以血液标本采集技术国内外现状为起点,对血液标本采集前的质量控制,动静脉和末梢采血流程,标本的标识、运输、交接、处理及保存,标本前处理信息化、自动化与智能化,血液检测全过程安全控制和实验室认可中标本分析前因素的解读暨质量控制等方面分别进行了讲述,并附常见问题及处理。希望本书不仅能够规范医护人员血液标本采集程序,改善患者的采血感受,更能提升医护人员对血液采集标准化程序的专业认知和实践水平,保障血液标本的质量和检验准确性,为患者提供更加优良的医疗服务。

　　此外,我们希望通过本书的编写,促进医护人员提高自身的临床基本技术操作水平,并对规范化诊疗程序进行重新审视与反思;借鉴国内外成熟的医疗技术操作标准和循证研究结果,去粗取精,形成适合本单位的血液标本采集全流程实践标准。

　　在本书的编写过程中,得到了多位同行和前辈专家们的关心和鼎力帮助,提出了不少宝贵意见;尤其是得到了四川大学的大力支持,这对顺利完成本书的编写工作提供了极大帮助,谨在此一并致以衷心感谢。

　　本书是参编者集体智慧的结晶,全部参编人员均来自四川大学华西第二医院医学检验科,但限于我们的学术水平和写作能力,以及医学知识不断更新的客观情况,本书中难免还有错误或疏漏之处。希望广大师生和读者在使用过程中提出宝贵意见或建议,使本书在今后的修订过程中日臻完善。

江咏梅

2024 年 10 月

目　录

第一章
血液标本采集技术国内外现状

正确采集血液标本是获得准确、可靠检验结果的前提。血液样本的采集和处理是分析前质量控制的主要环节，是很重要的基础工作。一般按照时间顺序，从临床医嘱开始，到分析检验操作结束，包括检验申请、患者准备、样本采集、样本运输。随着检验医学的发展，血液标本采集方法不仅限于传统的静脉采血法、动脉采血法和毛细血管采血法等；国内外已经建立血液标本采集的标准化操作指南，须在血液标本采集工作中认真贯彻执行。

第一节　血液标本采集的指南和标准共识

血液标本采集是以各种治疗为目的，从患者体内获得血液标本的操作。世界卫生组织（WHO）专门出版发行过采血指南，旨在改善血液标本采集的标本质量和提高操作者的安全。

一、世界卫生组织采血指南

2008 年，世界卫生组织（WHO）注射安全项目在参考大量的文献和综述的基础上，研讨了静脉采血和血液采集最佳操作，在注射安全和相关感染控制领域的诸位专家努力下，形成了世界卫生组织采血指南，并于 2012 年出版发行。该指南旨在通过推广采血的最佳操作，改善血液标本采集的质量以及保护医护人员和患者采血安全。

（一）指南的基本原则

1. **保护患者**　为了降低患者发生不良反应的风险，应该根据采集的样品种类对承担采血任务的工作人员进行特定操作的培训。这些操作包括动脉采样、毛细血管采样、用于血培养的样品采集和静脉血抽取等。采集儿童及新生儿血样的医护人员需要进行专门的培训和操作练习。若需更高采集技术要求,采血人员还应进行血浆和红细胞置换、光量子照射血液的采集、干细胞采集、脐血采集中心静脉或动脉内置管道采血等技术培训。培训内容应包括确保充足采集量的技术和降低污染、事务性差错、感染及伤害的风险的措施。

采血时医护人员应戴好尺寸合适的无菌手套,在接触每一位患者的前后,以及戴上手套前和脱去手套后,都应做好手部卫生工作。采血地点应为专门场所,并应确保患者舒适和私密性。为了消除环境中的病原体污染风险,柜台、工作台和采血椅的扶手应在前一名患者离开、后一名患者接触前,以及有明显污渍时用消毒剂进行消毒。为了降低感染和其他不良反应,医护人员应严格遵循操作指南的规定,包括识别患者、手部卫生、使用手套、对患者皮肤进行消毒、使用适宜的采血装置及安全运输实验室血样等。

患者的同意与知情是尊重患者权利的重要组成部分,检验项目信息的简介或简单解释操作步骤的张贴画有助于患者了解整个操作程序。

2. **保护医护人员** 采血的最佳操作是在保护患者的同时也保护医护人员。降低医护人员意外伤害或职业暴露的一种措施是使用安全的采血装置,如可伸缩穿刺针、有盖或者可伸缩的注射器针头,适当时可使用塑料试管。另一种措施是杜绝用双手对使用过的针头进行回套或拆卸装置,而应将锐器直接弃置于锐器容器中。最佳的做法是将针头和注射器或针头和试管针管等整个装置一起弃置于视野范围内的、伸手可及的锐器容器中。容器的大小应可以容纳丢弃的整个装置,而不仅仅是针头。

管理机构应开展锐器伤害及血液意外职业暴露的监督,以便识别出可预防的危险因素,并对受到血液意外职业暴露的医护人员提供帮助服务。并且,应对医务人员在从事可能具有血液和体液职业暴露的工作之前进行乙型肝炎病毒(HBV)疫苗接种,在暴露后采取预防人类免疫缺陷病毒(HIV)、HBV 感染的措施。所有卫生保健机构都应有明确的操作指示,以便在意外接触血液和体液时可供遵循。

管理人员应尽到以下职责:提供足够数量的各种尺寸的无菌手套、一次性针头、注射器及穿刺采血用品,以确保满足每个患者、每一份血样所需的无菌针头和收集装置的数量要求;提供足够的实验室样品试管,防止重复使用和手工清洗。

(二)血液采样和血液采集的适用范围

血液采样最常见的用途是帮助临床诊断及健康评估的实验室检测,采血人员需要进行专门培训。血液采集适用范围的种类包括:

1. **动脉采血** 用于动脉血气分析,监测血含氧量。

2. **新生儿和儿童血液采样** 足跟扎针(即毛细血管血液采样)、儿童头皮静脉采样。

3. **毛细血管血液采样** 毛细血管血液采样即手指或足跟采血,或者很少采用的耳垂穿刺,可作为所有年龄段患者检测毛细血管血液样品的采集方法;一般用于献血前的铁含量测试、HIV病毒、疟疾和梅毒的快速测试,以及血糖检测等。

（三）采血的最佳操作

1. **质量保证**　质量保证是最佳采血过程中预防和控制感染的重要组成部分,它有助于最大程度地降低意外的发生。表 1-1 列出了质量保证的系列要素。

表 1-1　采血质量保证的要素

要素	说明
教育和培训	教育和培训对所有采血医护人员来说都是必要的。它应包括对解剖知识、血液采集职业暴露风险的了解,以及不良事件的处理
标准操作程序	每一步操作都必须有标准操作程序（SOP）,SOP 应该成文并提供给医护人员
正确识别患者	患者身份应与实验室检测请求单所填的一致 • 患者或献血者的信息应与血液检测结果正确匹配 • 来自患者或献血者血液样品,必须具有识别与跟踪系统以确保该血样与患者或献血者正确匹配
样品状态	样品状态应该确保检测结果令人满意
安全运输	血液或血制品安全运输是采血最佳操作的一部分,可以提高实验室检测的质量
事故报告系统	要求建立所有不良事件的事故报告系统。应建立日志本或登记表,准确详细记录意外事件,可能的原因以及不良事件的处理办法

2. **提供优质关怀,提高检测质量**　许多因素都可以通过为患者和医护人员提供关怀,提高实验室检测质量。

（1）使用适当的设备和保护装置:提供采血服务的机构内的行政管理人员应直接负责设备采购,保证采血工作安全有效地开展。

1）提供手部清洁卫生用品(清洁用的肥皂和水,或免洗消毒液等)、尺寸合适的无菌手套及一次性针头、注射器或穿刺针采血设备,并保证这些物品有足够数量,以确保每个患者在采集血样时有无菌针头和注射器,并在每次采集血样时都能满足供应。

2）足够的实验室样品试管,以避免危险操作(如将血液注入重复使用的样品管中)。

市场上可供应数种具有安全设计机械的装置,这类设备可以降低职业暴露的危险。

（2）采血培训:所有工作人员都应接受采血培训,以避免不必要的血液暴露风险,减少患者不良反应。

1）应保证从未经过正式培训的医护人员进行这类培训,不规范的感染预防与控制的操作会给医护人员及患者带来风险。

2）培训时间的长度和内容的深度取决于实际情况,但培训必须包括所有要点。

3）所有医护人员包括承担血液采样的医生都必须参加系统培训,并由经验丰富的专业人员进行监督。

（3）患者的合作：采血过程中患者的参与及合作对医护人员和患者双方都是有利的。

医护人员在采血前应向每个即将采血的患者提供清晰的相关信息，包括采血前的准备、检验项目信息简介、采血后的止血等，可以是书面的也可以是口头的信息。

（4）实验室血液标本采集质量控制：在采集和运输血样期间，影响检测结果的因素包括 7 个方面。

1）采血人员对采血知识的了解；

2）使用正确规格的采血针，以防止溶血或异常的结果；

3）静脉穿刺的解剖学进针点；

4）使用推荐的实验室采集管；

5）患者与样本的匹配工作；

6）运输条件；

7）检测结果的临床解释。

二、中国临床实验室血液标本分析前标准共识

2013 年 8 月 31 日，我国首部针对检验医学标本分析前标准化操作的规范《中国临床实验室血液标本分析前标准共识》正式发布（以下简称《共识》）。该《共识》由国内 24 位一线检验医学专家共同制定，既对国内相关法律法规和认可标准进行了操作层面的细化，又充分考虑了国际通行的标准规范并与之对接。《共识》的发布标志着我国检验医学标准化操作迈上了新台阶，为临床实验室和相关科室医务人员提供了切实可行的操作指南。

临床实验室的质量控制分为三个环节：分析前质量控制，指医生选择检测项目提出检测申请、患者准备、标本采集及运送中的质量管理；分析中质量控制，指实验室的室内质控；分析后质量控制，指对结果的合理分析、解释及与临床的联系。统计数据显示，在可分析出检验误差原因的病例中，来自分析前阶段的误差占 65% 左右。这主要是因为分析前阶段时间长、参与人员复杂、可变因素较多造成的。分析前阶段约占整个检验过程所有时间的 60%。参与人员包括各科室临床医生、护理人员、运输人员、患者自身等。因此，临床医生的检验申请单是否提供了必要的临床信息、是否与患者充分沟通检验前注意事项；护士采集样本的时间、部位、顺序；样本包装、保存环境、保存和运输期间的时效性；患者自身是否配合饮食、用药、运动、禁食时间等因素，均会对最终的检验结果产生一定的影响。所以，血液标本分析前阶段的质量保证是临床检验质量保证体系中最重要、最关键的环节，是保证临床检验结果准确、可靠和有效的基础。

《共识》共分九章三十六节，涵盖了临床血液标本采集场所及环境要求，检验申请与标本采集前准备，静脉、动脉和末梢血采血流程，标本运输、接收、处理及储存，采血用具对检验结果的影响，质量保证和安全注意事项等分析前全过程的操作规范。

三、《静脉血液标本采集指南》（WS/T 661—2020）

2020 年 3 月 26 日，我国卫生行业标准《静脉血液标本采集指南》（WS/T 661—2020）正式发布（以下简称《指南》），并于 2020 年 10 月 1 日正式实施。该《指南》规定了用于临床实验室检测的成年人静脉血液标本采集前准备、采集操作、采集后处理的通用技术指导，适用于医疗卫生机构进行成年人静脉血液标本采集。

（一）静脉血液标本采集前患者的准备

1. 饮食

（1）患者在采血前不宜改变饮食习惯，24 小时内不宜饮酒。

（2）需要空腹采血的检测项目包括（但不限于）：

1）糖代谢：空腹血糖、空腹胰岛素、空腹 C 肽等；

2）血脂：总胆固醇、甘油三酯、高密度脂蛋白胆固醇、低密度脂蛋白胆固醇、载脂蛋白 A1、载脂蛋白 B、脂蛋白 a、载脂蛋白 E、游离脂肪酸等；

3）血液流变学（血黏度）；

4）骨代谢标志物：骨钙素、I 型胶原羧基端肽 β 特殊序列、骨碱性磷酸酶等；

5）血小板聚集率（比浊法）。

空腹要求至少禁食 8 小时，以 12～14 小时为宜，但不宜超过 16 小时。采血时间宜安排在上午 7:00～9:00，空腹期间可少量饮水。

2. 运动和情绪 采血前 24 小时，患者不宜剧烈运动，采血当天患者宜避免情绪激动，采血前宜静息至少 5 分钟。若需运动后采血，则遵循医嘱，并告知检验人员。

3. 采血时间 采血时间有特殊要求的检测项目包括（但不限于）：

（1）血培养：寒战或发热初起时，抗生素应用之前采集最佳，其他特殊要求见《临床微生物实验室血培养操作规范》（WS/T 503—2017）。

（2）促肾上腺皮质激素及皮质醇：生理分泌有昼夜节律性，常规采血时间点为 8:00、16:00 和 24:00。

（3）女性性激素：生理周期的不同阶段有显著差异，采血日期需遵循医嘱，采血前与患者核对生理周期时间。

（4）药物浓度监测：具体采血时间需遵循医嘱，采血前与患者核对末次给药时间。

（5）口服葡萄糖耐量试验：试验前 3 天正常饮食，试验当日先空腹采血，随后将 75 g 无水葡萄糖（相当于 82.5 g 含一水葡萄糖）溶于 300 ml 温水中，在 5 分钟内喝完。在第一口服糖时计时，并于 2 小时采血，其他时间点采血需遵循医嘱。

（6）其他功能试验：根据相关临床指南推荐的功能试验方案所设定的时间采血。

（7）血液疟原虫检查：最佳采血时间为寒战发作时。

4. 采血体位 门诊患者采用坐位采血，病房患者采用卧位采血。体位对某些检测项目(如肾素、血管紧张素、醛固酮等)的检测结果有明显影响,需遵循医嘱要求的体位进行采血。

5. **输液** 宜在输液结束 3 小时后采血;对于输注成分代谢缓慢且严重影响检测结果(如脂肪乳剂)的,宜在下次输注前采血。紧急情况必须在输液时采血时,宜在输液的对侧肢体或同侧肢体输液点的远端采血,并告知检验人员。

(二)静脉血液标本采集操作

1. 采血物品的准备

(1)采血管:宜使用真空采血管。

(2)采血针:常规宜使用直针采血。血培养标本采集时,宜使用蝶翼针。

根据静脉的特点、位置,采血量选择合适的采血针针号,宜选用 22 G 采血针。凝血功能与血小板功能相关检测、采血量大于 20 ml 时宜使用 21 G 及以下的采血针。

宜使用能够最大程度减少职业暴露的安全型采血针具。如使用注射器采血宜配备转注装置,并制定减少职业暴露风险的相关规程。

(3)止血带:条件允许的情况宜选用卡扣式止血带;如使用非一次性止血带,宜在每次使用后进行规范消毒。

(4)消毒剂:可使用的消毒剂包括(不限于):碘酊与异丙醇复合制剂,葡萄糖酸氯己定,聚维酮碘与乙醇复合制剂,碘、醋酸氯己定与乙醇复合制剂,75% 乙醇等。

(5)止血用品:无菌棉球、纱布或棉签、低致敏性的医用胶带等。

(6)垫巾:宜选择一次性垫巾或消毒垫巾。

(7)锐器盒:锐器盒宜一次性使用,使用容积不宜超过 3/4。

(8)个人防护用品:医用手套、口罩及帽子等。

2. 个人防护 开始采血前佩戴医用帽子、口罩与手套。宜在完成每一位患者血液标本采集后更换新的手套;如条件不允许,至少在完成每一位患者血液标本采集后使用速干手消毒剂进行消毒;如采血过程中手套沾染血液或破损,应及时更换。如采血对象为多重耐药菌感染、呼吸道传染病、血源性传染病且有血液、体液喷溅风险的患者,按照《医院隔离技术标准》(WS/T 311—2023)及《血源性病原体职业接触防护导则》(GBZ/T 213—2008)进行个人防护。

3. 患者身份与准备情况确认 包括以下 3 个"确认":

(1)患者身份确认:核对患者的姓名、性别、年龄、住院号、诊疗卡、身份证等信息,确保患者为被采血者本人。宜使用住院号(有条件的单位使用腕带)、诊疗卡、身份证等唯一信息,或至少两种非唯一信息。

(2)患者准备情况确认:对于饮食、运动、时间、体位、药物等有特殊要求的检测项目,采血前需根据医嘱核对并确认相关信息。

(3)患者过敏史及其他禁忌信息确认:确认患者是否有乳胶过敏、禁用含碘制剂、乙醇过敏或禁用等情况。对于乳胶过敏的患者，需使用不含乳胶材料的手套、止血带、医用胶带等物品。对于禁用含碘制剂的患者，宜使用 75% 乙醇或其他不含碘剂的消毒剂进行消毒。对于乙醇过敏或禁用的患者，可使用碘伏、过氧化氢等不含乙醇成分的消毒剂进行消毒。

4. **采血管信息标记**　根据检测项目选择采血管数量与种类，标记患者及检测项目信息宜使用电子条形码进行信息标记。

5. **采血部位的暴露**

（1）坐位采血：要求患者侧身坐，上身与地面垂直，将手臂置于稳固的操作台面上，肘关节置于垫巾上，使上臂与前臂呈直线，手掌略低于肘部，充分暴露采血部位。

（2）卧位采血：要求患者仰卧，使上臂与前臂呈直线，手掌略低于肘部，充分暴露采血部位。

（3）告知患者不宜穿着袖口紧的上衣，以减少采血后出血和血肿的发生。

6. **穿刺静脉的选择**　首选手臂肘前区静脉，优先顺序依次为正中静脉、头静脉及贵要静脉。

当无法在肘前区的静脉进行采血时，也可选择手背的浅表静脉。全身严重水肿、大面积烧伤等特殊患者无法在肢体找到合适的穿刺静脉时，可选择颈部浅表静脉、股静脉采血。

不宜选用手腕内侧的静脉，这是因为此处穿刺疼痛感明显且容易损伤神经和肌腱。不宜选用足踝处的静脉，否则可能会导致静脉炎、局部坏死等并发症。其他不宜选择的静脉包括：乳腺癌根治术后同侧上肢的静脉（手术 3 个月后，无特殊并发症可恢复采血），化疗药物注射后的静脉，血液透析患者动静脉造瘘侧手臂的血管，穿刺部位有皮损、炎症、结痂、瘢痕的血管。

7. **绑扎止血带**　止血带绑扎在采血部位上方 5～7.5 cm 的位置，宜在开始采集第一管血时松开止血带，使用时间不宜超过 1 分钟。如某些情况止血带需要在一个部位使用超过 1 分钟，宜松开止血带，等待 2 分钟后再重新绑扎。如需绑扎止血带的部位皮肤有破损，宜选择其他的采血部位。

在穿刺时可让患者攥拳（不可反复拍打采血部位），使静脉更加充盈，以利于成功穿刺。穿刺成功后宜让患者放松拳头，尽量避免反复进行攥拳的动作。

注：血乳酸检测应首选动脉血，如使用静脉血检测，宜在不绑扎止血带的情况下采血，或穿刺成功后松开止血带待血液流动至少 2 分钟后采集。

8. **消毒**　以穿刺点为圆心，以螺旋式自内向外进行消毒，消毒范围直径 5 cm，消毒 2 次。消毒剂发挥作用需与皮肤保持接触至少 30 秒，待自然干燥后穿刺，可防止标本溶血及灼烧感。如静脉穿刺比较困难，在消毒后需要重新触摸血管位置，宜在采血部位再次消毒后穿刺。

血培养标本采集消毒要求见《临床微生物实验室血培养操作规范》（ WS/T 503—2017 ）。

9.静脉穿刺与血液标本采集

（1）若使用采血系统，应按照产品说明书操作。

（2）使用真空采血系统时，按照说明书的要求组装采血针和持针器；如使用注射器采血，宜在采血前确保注射器内空气已排尽。

（3）在穿刺部位下方握住患者手臂，拇指于穿刺点下方2.5～5.0 cm处向下牵拉皮肤固定静脉，避免触碰消毒区。

（4）保持针头斜面向上，使采血针与手臂呈30°左右的角度刺入静脉。成功穿刺入静脉后，可在静脉内沿其走向继续推进一些，保持采血针在静脉内的稳定。

（5）使用真空采血系统时，将第一支采血管推入持针器/连接到采血针上（直针采血时利用持针器的侧突防止采血针在静脉中的移动），等待采血管真空耗竭、血流停止后从持针器/采血针上拔出采血管，以确保采血量的充足，以及正确的血液与添加剂比例。继续采集时，可将下一支采血管推入持针器/连接到采血针上，并重复上述采血过程。使用注射器采血时，宜缓慢匀速回抽针栓杆直到活塞达到注射器末端刻度。

（6）不同采血管的采集顺序如下：

1）血培养瓶；

2）柠檬酸钠抗凝采血管；

3）血清采血管，包括含有促凝剂和/或分离胶；

4）含有或不含分离胶的肝素抗凝采血管；

5）含有或不含分离胶的乙二胺四乙酸（EDTA）抗凝采血管；

6）葡萄糖酵解抑制采血管。

注1：用于分子检测的采血管，宜置于肝素抗凝采血管前采集，避免可能的肝素污染引起聚合酶链式反应（PCR）受抑。

注2：用于微量元素检测的采血管，宜充分考虑前置采血管中添加剂是否含有所检测的微量元素，必要时单独采集；不宜使用注射器采集。

使用蝶翼针且仅采集柠檬酸钠抗凝标本时，宜弃去第一支采血管。被弃去的采血管用于预充采血组件的管路，无需完全充满。

宜拔除真空采血管的胶塞，不宜对注射器针栓施加压力，由血液自行流入采血管，直到血流停止，以确保正确的血液与添加剂比例，并减少溶血的发生。

特殊情况只能从静脉留置管中采血时，对于凝血功能检测宜弃去最初的5 ml或6倍采样管管腔体积的血液，对于其他检测宜弃去最初的2倍管腔体积的血液。

（7）含有添加剂的采血管在血液采集后宜立即轻柔颠倒混匀，混匀次数宜按照产品说明书的要求。不可剧烈振荡混匀，以避免溶血。

（8）血液标本无法正常采集时的处理：轻微调整进针位置。如采血针刺入静脉过深，可略微抽出。如穿刺不够，可将采血针向静脉中略推入。不宜在不明静脉走向时盲目探查。

如穿刺已成功,采集中途血流突然停止,可能是血管壁贴附了针孔,可将采血针旋转半周。

如怀疑真空采血管真空度不足,应及时更换采血管。

(9)疑似动脉、神经损伤时的处理:在采血过程中,如穿刺部位快速形成血肿或采血管快速充盈,怀疑穿刺到动脉,立即终止采血并拔出采血针,按压采血部位5~10min,直至出血停止。如需要,可在其他部位进行静脉穿刺。

在采血过程中,如患者感到在穿刺部位近端或远端有放射性的电击样疼痛、麻刺感或麻木感,怀疑穿刺到神经,立即终止采血并拔出采血针止血。如需要,可在其他部位进行静脉穿刺。必要时可请临床医生对患者神经损伤程度进行评估及处理。

(10)患者晕厥的应急处理:如患者在采血过程中出现晕厥,宜立即停止采血,拔出采血针止血;将患者置于平卧位,松开衣领;如疑似患者为空腹采血低血糖可予以口服糖水;观察患者意识恢复情况及脉搏、呼吸、血压等生命体征,如生命体征不稳定宜立即呼叫急救人员。有条件的单位可在采血点配置自动体外除颤仪,并培训工作人员使用。

(11)预防标本溶血:预防标本溶血的注意事项主要有以下5项。

1)消毒后穿刺部位自然干燥;

2)不可穿过血肿部位采血;

3)如使用注射器采血,宜确保针头牢固地安装在注射器上以防出现泡沫;

4)使用注射器时避免过度用力抽拉针栓;

5)轻柔颠倒混匀含有添加剂的标本。

10. 拔针与穿刺点止血　先松开止血带,从采血针/持针器上拔出最后一支采血管,从静脉拔出采血针。拔出采血针后,在穿刺部位覆盖无菌棉签、棉球或纱布等,按压穿刺点5分钟(止血功能异常的患者宜适当延长时间),直至出血停止。不宜屈肘按压,会增加额外的压力,导致出血、淤血、疼痛等情况发生的风险增加。如在正确按压止血的前提下出现血肿或出血持续时间超过5分钟,可请临床医生对患者凝血功能进行评估及处理。

对于已形成的血肿或淤青,24小时内可给予冷敷止血,避免该侧肢体提拎重物,24小时后可热敷以促进淤血吸收。

11. 医疗废物处理　应遵循《医疗卫生机构医疗废物管理办法》和《血源性病原体职业接触防护导则》(GBZ/T 213—2008)要求,对医疗废物进行处理。

如使用真空采血系统,宜按生产厂家的使用说明开启安全装置,将采血针弃入锐器盒中。如使用注射器,针头不宜重新套上保护鞘,不宜弯曲、折断、剪断针头,也不宜从所在注射器上卸下。

消毒和止血所用的棉球、棉签、纱布等弃入具有生物危险标识的废物箱。

12. 采血时间记录　采血完成后立即使用书面或电子记录的方式,正确记录血液标本的采集时间。

（三）血液标本采集后的保存运送

1. 保存运送要求 静脉血液标本采集后宜及时送检,宜在 2 小时内完成送检及离心分离血清 / 血浆（全血检测标本除外）。对于需要特殊条件保存运送的检测项目,如体温（37℃）、冷藏（2～8℃）、冰冻（-20℃）、避光等,宜参考相关文献报道的保存条件或进行稳定性评估。血培养标本的运输储存要求参见《临床微生物实验室血培养操作规范》（WS/T 503—2017）。

2. 血清 / 血浆标本的分离 按照 WS/T 225 的要求进行标本离心,分离血清 / 血浆。

3. 标本质量监控 检测前需评估标本质量。对于不合格标本,实验室需通知临床重新采集并进行记录。

（四）职业暴露的处理

1. 伤口处理 被污染的锐器刺伤后需立即挤出污血,并用大量流水冲洗伤口,然后进行消毒处理和包扎。

2. 报告与预防性治疗 第一时间将职业暴露事件报告给医疗机构中分管职业防护的部门,对刺伤进行危害评估,必要时进行暴露后预防性治疗。

3. 感染性指标监测 立刻对职业暴露者及污染源标本进行血液传播病原体感染性指标的检测,包括乙型肝炎病毒、丙型肝炎病毒、人类免疫缺陷病毒、梅毒螺旋体等。由医疗机构中分管职业防护的部门对结果进行分析评估,并做相应处理和记录。按照《血源性病原体职业接触防护导则》（GBZ/T 213—2008）要求进行随访追踪。

第二节　国内外血液标本采集的现状

实验室的质量管理包括分析前、分析中和分析后的质量控制,其中分析前的质量控制是最基础和最薄弱的部分。血液标本采集属于分析前的质量控制,其质量好坏和准确与否直接影响检验结果,进一步影响患者的临床诊断与治疗。有研究报道,总血液标本中有 9.4% 的不合格标本,不满意的检验结果中有 80% 与标本质量有关,因此分析解决血液标本采集的常见问题并制订整改措施,对提高检测准确率和患者满意度十分重要。

目前,我国血液标本采集主要由护士操作,而护理管理体系尚未按检验质量管理要求对这一技术质量进行规范化管理,采集的血液标本有时存在一定的质量偏差。这种血液标本的质量偏差会导致检验结果与患者病情不相吻合,对患者的诊断和治疗产生一定的影响,这需要检验人员引起足够重视。

一、血液标本采集过程中存在的主要问题

血液标本采集不合格的原因主要有标本溶血、抗凝血标本凝固、血液标本稀释、标本量

少等,主要影响项目有血常规、出凝血时间、血生化、血沉等。

(一) 标本溶血

标本溶血是指在采集、运送、分离或保存血液标本过程中,由于各种原因引起的红细胞在体外的破裂,红细胞的破裂会造成大量细胞内物质进入血浆以及血清被稀释。

1. 常见的体外溶血原因　常见的体外溶血原因主要有以下3个方面:

(1) 穿刺前:静脉穿刺处的消毒液未干,采血针头过细,注射器与针头连接不紧密,导致采血时空气进入而产生气泡等。

(2) 穿刺中:止血带捆扎紧或时间长,用力拍打血管,抽血困难;使用真空采血管时,由于负压过大,血液撞击试管壁造成红细胞破裂等。

(3) 穿刺后:用力将血液从注射器推至试管时产生气泡;混匀血标本时用力振荡试管;采血量不足(低渗抗凝剂时);容器不合格;标本冻结;使用真空采血管。采血后试管中仍存在负压等。

2. 标本溶血影响的主要项目　溶血标本影响的项目包括:

(1) 由于红细胞内乳酸脱氢酶、谷草转氨酶、酸性磷酸酶、钾浓度分别是血浆的160、6.7、68及23倍,严重溶血可导致上述指标的测定值严重偏高。

(2) 配血试验:无法肯定是抗原抗体反应还是血样本身造成的溶血。

(二) 抗凝血标本凝固

抗凝血标本凝固是指需要抗凝的血液标本离体后,在与抗凝剂混匀前,由于自身凝血因子的作用形成血液凝集。

1. 体外凝血的常见原因　体外凝血的常见原因包括:

(1) 标本注入试管前:①采血时止血带扎得太紧,抽血不顺利,采血时间过长,血液已经在注射器内凝固;②试管过多,最后注入抗凝管,造成血液在注射器里已经凝固。

(2) 标本注入试管后:①血液注入试管后未立即轻轻摇匀,使部分血液凝集;②摇匀时间不够,未能使血标本与抗凝剂充分混匀(但也不要猛摇,以防溶血);③注入血液标本量过多而抗凝剂相对不足;错用抗凝管,导致使用了不同浓度的抗凝剂等。

2. 抗凝血标本凝固影响的项目　受血标本凝固影响的项目主要有:止凝血功能、血常规、血沉、血液流变学和糖化血红蛋白等。

(三) 血液标本稀释

血液标本稀释是指由于各种原因引起血液标本中血浆与血细胞的比例超过人体在基础状态下的血浆与血细胞的比例。血液标本稀释主要由输液、大量饮水、有抗凝剂的标本由于血标本量少而抗凝剂相对多等因素造成。输液时采血会造成输入的液体成分在血浆中浓度的一时性增高,同时血液稀释也使其他需要检验的成分被稀释,造成检验值偏低。有研究表明,尽管在输液的对侧肢体采血,输入含电解质的液体后,输液中和输液后的电解质检测值均与输液前有显著性差异。输液结束1小时,各项电解质(除钾外)含量才与输液前无显著差异。

血液稀释影响的项目主要有：血常规、电解质、肝功能、血糖、血气分析等。

（四）其他问题

错用试管、血液标本量少、脂血、血液标本标识不清楚等也是血液标本采集中常见的问题。

二、临床采血现状与指南不一致情况分析

（一）采血器具选择

指南建议使用可伸缩针头，目前国内医院并未广泛推广使用，多数护理人员首选可见回血的真空采血器进行采血。有临床研究表明，真空负压采血器在一次穿刺成功率、平均每例采血所需时间、标本合格率、操作台及操作者被污染现象、疼痛程度方面均优于一次性注射器。护理人员对器具的选择存在差异，而采血器的选择直接影响护理人员能否成功采集标本以及标本质量好坏。在临床工作中，直观、快捷的器具更受欢迎，建议相关部门为临床护理人员提供实用的器具，使标本采集更加规范，标本质量得到保证。

（二）手卫生

护理人员在工作中可能会遇到患有感染性或潜在感染性疾病的患者，患者的血液、体液及分泌排泄物等均可能通过护理人员的手的途径成为护理人员职业感染的感染源。医务人员的手是病原菌最主要的传播媒介，由此造成的感染约占医院感染总数的30%。因此，手卫生成为预防和控制医院感染最重要的环节之一。护理人员的手卫生是预防医院感染的关键措施。若护理人员未按照规范进行手卫生工作，不仅可能导致血液标本的质量降低，同时也可能会引起医院感染。由此可见，需加强临床护理人员对血液标本质量和职业防护的重视程度，提高血液采集相关知识和能力。

（三）穿刺部位皮肤消毒

常规医疗护理操作前的皮肤消毒是无菌技术操作的重要组成部分，也是防止医源性感染的重要措施之一。目前临床除了使用指南建议的乙醇进行消毒之外，也会使用安尔碘、碘伏和碘酊＋乙醇脱碘的方式进行皮肤消毒。在选择消毒方式时，除了指南建议的螺旋式消毒方式外，还有采血人员采用来回纵向消毒的方式。医院管理者应进一步加强临床护理人员规范操作的监督管理，使护理人员在采集血液标本时合理使用消毒剂、规范消毒操作，保证无菌原则，提高标本的质量，使检验结果更准确。

（四）止血带应用

止血带是采血操作中必备的物品，也是直接与患者接触的物品，若不能做到"一人一带一消毒"，不按消毒规范操作，则极易引起患者间的交叉感染。医院管理者应严格规范止血带的应用并作好监督工作，护理人员应及时更新知识，进行规范操作，从源头控制医院感染的发生。

（五）针刺伤处理

护理人员作为与患者接触最多的工作人员,每天需完成大量的注射、输液等治疗工作,接触针具的机会较多,是发生针刺伤的高危人群。护理人员发生针刺伤可能与使用的器具安全性以及是否进行相关培训有关。医护人员的职业防护意识还需不断增强,在操作时做好相应的保护措施来减少针刺伤发生率;也提示管理者要进行标准化管理,注意保护医护人员的安全,比如提供安全系数更高的器具、规范完善针刺伤处理流程、合理配置人员等。指南中虽提到了针刺伤频发以及医护人员须避免针刺伤,但尚未明确给出针刺伤发生后最佳的处理流程。

三、国内实验室分析前质量指标现状

为进一步加强医疗质量管理,规范临床诊疗行为,促进医疗服务的标准化、同质化,国家卫生健康委员会组织麻醉、重症医学、急诊、临床检验、病理、医院感染等 6 个专业国家级质控中心,制定了相关专业质控指标(国卫办医函〔2015〕252 号)。并要求各省级卫生健康委员会行政部门加强对辖区内质控中心和医疗机构的培训指导,加强指标应用、信息收集和反馈工作。应国家卫生健康委员会要求,参照国际临床化学联合会(International Federation of Clinical Chemistry, IFCC)质量指标,依据国家卫生健康委员会临床检验中心开展的多次质量指标调查,通过国家临床检验质量控制专家委员会多次会议研讨,最终遴选出 15 项质量指标,其中检验前 6 项,检验中 6 项,检验后 3 项。检验前 6 项质量指标包括标本类型错误率、标本容器错误率、标本采集量错误率、血培养污染率、抗凝标本凝集率、检验前周转时间中位数。

2015 年 5 月,国家卫生计生委临床检验中心组织全国不同省级临床检验中心同步开展"临床检验专业医疗质量控制指标"调查。调查对象为参加各省级临床检验中心室间质评的医院检验科。共有来自全国 28 个省、自治区、直辖市(北京、福建、广东、广西、贵州、海南、河南、湖北、湖南、江苏、江西、辽宁、内蒙古、山东、山西、陕西、四川、新疆、云南、浙江、重庆、上海、青海、吉林、天津、安徽、宁夏和河北)的 4771 家医院检验科参与。参与调查的实验室多来自二级医院 58.33%(2783/4771),接下来依次为三级医院 24.46%(1167/4771)、一级医院 7.63%(364/4771)和其他 9.58%(457/4771)。医院类型大多为综合性医院 56.24%(2683/4771),其次为中医院 13.81%(659/4771)、专科医院 11.11%(530/4771)和妇幼保健院 10.00%(477/4771)。多数医院(70.57%,3367/4771)床位数小于 500,也有部分医院(9.81%,468/4771)床位数大于 1000。

调查结果发现,全国差错率[中位数(P25, P75)]分别为:标本容器错误率[0.01%(0.01%, 0.06%)],标本采集量错误率[0.04%(0.00%, 0.15%)],血培养污染率[0.46%(0.00%, 2.22%)],抗凝标本凝集率[0.11%(0.02%, 0.30%)]和检验前周转时间中位数[常规:60 min(30 min, 65 min);急诊:15 min(10 min, 30 min)],标本类型错误率见表 1-2。

表 1-2　全国生化、免疫、临检和微生物标本类型总体错误率、错误率均值、中位值、
第 5 百分位数、第 25 百分位数、第 75 百分位数和第 95 百分位数

专业	值	总体	均值	中位数	P5	P25	P75	P95
生化	百分比	0.06	0.14	0	0	0	0.06	0.67
	西格玛	4.7	5.3	6	4	4.6	6	6
免疫	百分比	0.01	0.12	0	0	0	0.03	0.6
	西格玛	6	5.5	6	4	5	6	6
临检	百分比	0.06	0.14	0.01	0	0	0.09	0.61
	西格玛	4.7	5.3	5.3	4	4.6	6	6
微生物	百分比	0.33	0.54	0	0	0	0.43	2.82
	西格玛	4.2	5.1	6	3.4	4.1	6	6

本次调查的四个专业中,微生物学标本类型错误率最高。因此,进行微生物标本采集和接收时需格外注意。

四、临床实验室标本可接受性的研究与分析

临床实验室合格的标本是影响检测结果准确性和有用性重要的分析前因素,也是降低差错发生的重要环节。血液标本的采集在实验室检测全过程中为差错易发生的阶段,同时也是减少差错和改进质量的阶段,方法包括为标本采集建立可靠的程序和建立标本可接受性的质量标准。

1. **可接受的标本**　可接受的应该包括如下部分。

(1)标本的恰当性,如血液标本无明显的溶血、凝血;

(2)标签的恰当性,如标本标签满足实验室仪器检测的要求。

临床实验室应该建立适当的标本接收和拒收标准,以及对拒收标本采取措施的程序,对于临床实验室获得可靠的结果是非常有帮助的,也是我国医院相关文件指南的规定,如《三级综合医院评价标准实施细则》(2011 年版)。

2. **标本不合格的原因和类型**　1992 年,美国病理学家协会(CAP)组织的血液学标本可接受性调查在参与的 703 家实验室中,共收集到 7 894 882 份血液标本,35 347(0.45%)的标本是不合格的。调查得出,标本不合格的主要原因与实验室的标本拒收制度、标本采集人员以及医院的规模相关。并且指出,在全血细胞检查的标本中标本凝血的发生率是最高的,占不合格标本 64.8% 的比例。另外,研究还发现,常见的标本不合格原因为:标本量不足(10.1%)、标本溶血(2.0%)以及标本采集容器错误(1.4%)。1995 年,CAP 对 453 家实验室进行了常规化学标本可接受性的调查,结果发现常规化学专业检验项目的标本不合格的比率占 0.35%,溶血标本(59.6%)占首位,其次是标本量不足(11.4%)。2000 年,CAP 对标本拒收的原因进行了调查,发现常见的原因为:溶血(18.1%)、量不足(16.0%)、凝血(13.4%)、

标本丢失或实验室未收到标本(11.5%)、标签不当(5.8%)等。

国内调查发现,85.46%的临床实验室常规化学检测标本可接受性水平的δ值在4δ～5δ之间,尚未有实验室达到6δ水平(6δ水平为世界一流水平)。最常见的标本拒收原因是标本溶血,这与国外文献报道的结果一致。多数实验室质量指标的结果可以满足要求的质量规范,仅"标本标签不恰当"这一项出现的临床实验室较多,接近50%。89.98%的临床实验室全血细胞计数专业标本可接受性水平的δ值在4δ～5δ之间,尚未有实验室达到了6δ水平。最常见的标本拒收原因是标本凝血,这与国外文献报道的结果一致。多数实验室质量指标的结果能满足质量规范的要求,仅"标本标签不恰当"出现的实验室较多,接近40%。70.31%的临床实验室凝血检测专业标本可接受性水平的值在4δ～5δ之间,28.98%的临床实验室凝血试验专业标本可接受性水平的δ值在3δ～4δ之间,没有一家实验室达到了6δ水平。最常见的标本拒收原因是标本溶血和标本量不足,与国外文献报道的结果一致。多数实验室质量指标的结果能满足质量规范的要求,但比率基本低于80%。

常规化学、全血细胞计数和凝血试验三个专业的调查分别有555、512和467家临床实验室参与,这在中国是首次的大规模实验室间的调查。研究得出的拒收率分别为0.13%、0.15%和0.47%,优于美国病理学家协会(CAP)(全血细胞计数专业的拒收率为0.45%)和西班牙分析前质量监测计划(SEQC)组织(拒收率为0.699%)的调查结果。获得的标本可接受性的δ水平范围,三个专业主要都在4δ～5δ之间,85.46%(常规化学专业)、89.98%(血细胞计数专业)、70.31%(凝血试验专业)。达到6δ水平是我们质量管理水平奋斗的目标,在此方面我们还有很大的提升空间。在标本拒收重要的原因分析中发现,门诊标本的拒收率低于住院标本的拒收率。从采血人员配制的分析中发现,门诊主要由护士和实验室人员进行标本采集,而住院标本采集则主要由护士完成,这说明对采血人员的专业技能培训是很重要的,应该向采血人员发放由实验室制订的采集手册,以提高采血的质量。最常见的标本拒收原因为溶血、凝血、量不足及标签问题。常规化学专业中溶血标本各实验室中位数可达38.46%,与国外报道类似(40%～70%)。全血细胞计数专业和凝血专业凝血标本量最大,各实验室中位数分别可达74.29%和42.86%。

综上所述,我国临床实验室标本质量管理欠完善,不合格标本的拒收标准和处理方式也不一致。临床实验室在日常工作中应提高对不合格标本的监控,尽可能多水平地分析数据,识别不合格标本的主要原因和特点并采取相关措施,当然这一过程中信息化系统的建设至关重要。质量指标是刘传统质量控制方法的补充,可监测传统质量控制方法无法监测的分析中阶段以外的过程,开展标本不合格情况质量指标调查的主要目的是给实验室提供一个有用的工具以更好地随访其水平并实现质量持续改进。

(江咏梅　刘小娟)

主要参考文献

［1］张晋瑜,周芬.临床护士采血实践现状与循证指南的比较性研究.护理管理杂志,2017,17
（11）: 783-786.

［2］陈秀兰,邱方成.血液标本采集和运送对分析前质量控制的影响.检验医学与临床,2011
（7）: 88-90.

［3］杨雪.我国临床实验室重要质量指标:标本可接受性的研究与分析.北京协和医学院,2013.

［4］赖宇强,黄婉怡,胡婷.血液标本采集情况及送检时间对血检结果的影响.中国卫生标准管
理,2020,11（09）: 99-101.

［5］陈黎,陈赛,李涛,等.静脉采血持针器的使用现状及其职业暴露调查.成都医学院学报,
2022,17（01）: 119-123.

［6］张晋瑜,周芬.临床护士采血实践现状与循证指南的比较性研究.护理管理杂志,2017,17
（11）: 783-786.

第二章
血液标本采集前的质量控制

通过采集患者体内的血液标本进行检验以辅助诊疗是现代医学的重要组成部分,医学检验的准确性直接关系到医疗水平的高低,直接影响医生对患者疾病状况的判断及诊治。医学检验的质量控制(包括分析前、分析中和分析后三个阶段)一直是检验工作的关键环节,而血液标本采集前的质量控制是分析前最为重要的内容。

临床医生根据患者病情,在合适的时间内选择正确的检验项目,提出正确的检验申请才能保证获取有用信息,为患者的诊治服务。我国正在开展临床路径管理,在疾病发生发展的不同阶段应申请不同的检验项目,或重复申请同一检验项目,以获取疾病变化的动态信息。检验申请既要避免检查过度,也要防止检查不足,还应兼顾考虑本单位卫生资源情况和患者经济负担能力。

第一节　检验申请

临床医生为了了解患者病情而开具一系列的检测医嘱,其中需要采集患者血液或体液样本等进行检测,此类医嘱叫做检验申请。

一、检验申请形式

检验申请的形式依据各医疗单位的条件不同,可以分别或同时采用电子申请、书面申请、电话/口头申请等;依据诊疗活动的紧急与否,分为一般检验申请或者急诊检验申请。

(一)电子申请

电子申请一般为临床医生直接调用医院信息系统(HIS)中的患者信息,临床医生只需在医生工作站点击事先维护好的申请单中的试验项目,即可开出检验申请。大多检验申请的内容以条码形式出现,可通过条码打印机打印出清晰、无折痕的检验申请。电子检验申请单内容规范、字迹清晰,患者资料完整,包括患者姓名、年龄、性别、住院号、病案号、科室、床位、诊断、特殊情况、医生姓名、申请日期、测定项目等信息。

电子申请可减少医生手工填写的工作量和避免可能发生的错误,推荐有条件的单位都采用。但采用电子申请的单位,应建立完善的应急机制,以备信息系统故障时及时采取补救措施。

(二) 书面申请

书面申请即手工填写患者的基本信息和检测项目,患者的基本信息应包括:姓名、性别、年龄、登记号/住院号、诊断信息等。某些特殊检查项目还需要填写患者的用药史、过敏史、输血史、月经史等,以保证检验结果的准确。

(三) 电话/口头申请

在特殊情况下(如手术中或危急重症患者的紧急抢救中)医生也可电话/口头提出检验申请,检验科接到电话/口头申请后,应简要记录患者信息,检测结果以书面或电子形式保存,结果电话报给临床科室。事后临床医生补开医嘱和检验申请,检验科重新输入结果形成正式报告单。

(四) 急诊检验申请

临床医生开具急诊检验申请时,应在医生工作站和条码上做清晰标记,以区别于非急诊检验项目。书面申请单上应有明显的"急诊"标记。运送人员和检验人员看到有"急诊"标记的标本,应尽快送检。无论医院的规模大小,其急诊检验资源都十分有限,医生应该严格把握急诊检验申请的使用,不得随意开具急诊检验申请。

(五) 追加检验申请

在标本相应保存期内,在标本量充足且项目稳定性都符合要求的前提下,为减少患者的采样痛苦,检验科根据临床申请,可追加某些检测项目。

二、检验申请的构成要素

无论何种形式的检验申请,至少应包括下列基本信息:

1. 患者姓名、性别、年龄;

2. 科室、床号、住院号/门诊号;

3. 临床初步诊断;

4. 申请日期及申请医师的姓名或其唯一标识代号;

5. 送检标本类型;

6. 检验项目;

7. 标本采集人、采集日期和具体时间;

8. 特色标记,如是否急诊等;

9.其他特色信息,如凝血检验申请时注明患者是否使用过抗凝剂等。

第二节　影响检验结果的患者因素及控制

标本采集时患者所处的周围环境状态和患者自身的生理病理状态均可能对检验结果产生影响。

一、标本采集的环境准备

专用的采血场所可以为受试者和采血人员提供舒适的采血环境,降低外部环境对患者情绪、应激等方面产生影响,保障检验结果。采血场所应该空间充足、温度适宜、满足生物安全和应急处理等采血需求。

1.**照明**　采血场所应具有充足的照明,为采血人员的操作提供合适的光源。

2.**通风**　该场所应具备适宜的通风系统,保证空气流通。

3.**操作台面**　每个采血位应配备两把洁净、高度可调节的椅子和洁净的操作台面,供医护人员和受试者使用。

4.**清洁物品**　根据检测项目的需要还应提供肥皂(或洗手液)、洗手装置和一次性纸巾。

5.**设立采血等候区**　提供座椅,方便受试者等候及按压止血休息时使用。

6.**隐私保护**　必要时(如股静脉采血)遮挡患者。

二、患者准备

患者的生理病理状态如患者年龄、饮食、运动、精神状态、生物周期变异、药物、输液、体位、采血部位等均会对检测结果产生影响。采血前应了解患者基本信息。

(一)年龄

某些检测项目在成人、儿童、新生儿、老人等不同年龄阶段的正常参考值范围不同,如血常规、胆红素等新生儿参考值与成人不同,必要时这些项目需设置针对不同人群的参考值范围。

(二)饮食

饮食会影响检测结果,患者在采血前不宜改变饮食习惯,24 小时内应避免饮酒。空腹要求至少禁食 8 小时,以 12～14 小时为宜,但不宜超过 16 小时。空腹期间可少量饮水。需要空腹采血的检测项目宜安排在上午 7:00～9:00 采血,具体包括(不限于):

1.**糖代谢**　空腹血糖、空腹胰岛素、空腹 C 肽等。

2.**血脂**　总胆固醇、甘油三酯、高密度脂蛋白胆固醇、低密度脂蛋白胆固醇、载脂蛋白 A1、载脂蛋白 B、脂蛋白 a、载脂蛋白 E、游离脂肪酸等。

3. 血液流变学 即血黏度。

4. 骨代谢标志物 骨钙素、Ⅰ型胶原羧基端肽β特殊序列、骨碱性磷酸酶等。

5. 血小板聚集率 采用比浊法。

(三) 运动和情绪

剧烈运动及情绪激动会引起一些血液成分的变化，采血前24小时不宜剧烈运动、当天避免情绪激动，采血前应至少静息5分钟。若需运动后采血，则遵循医嘱，并告知检验人员。

(四) 生理周期变异

一些检测项目在同一个体存在一定的生理变异，如女性妊娠、哺乳期间，因体内激素水平和代谢水平的改变，会影响许多项目的检测结果，应与病理情况相区别。因生理周期原因对采血时间有特殊要求的检测项目包括(不限于)：

1. 促肾上腺皮质激素及皮质醇 生理分泌有昼夜节律性，常规采血时间点为8:00、16:00和24:00。

2. 女性性激素 生理周期的不同阶段有显著差异，采血日期应遵循医嘱，采血前与患者核对生理周期。

3. 口服葡萄糖耐量试验 试验前3天正常饮食，试验日先空腹采血，随后将75g无水葡萄糖溶于300ml温水中，在5分钟内喝完。在第一口服糖时计时，并于服糖后2小时采血，其他时间点采血应遵循医嘱。

(五) 药物与输液

常用药物包括抗凝剂、降糖药、兴奋剂、镇痛剂、降压药、抗生素及某些中药，都会对检验结果产生不同程度的影响。药物影响检验结果的机制主要体现在两方面：①药理作用，诱发体内特定的生理效应，如服用阿司匹林可通过影响血糖的代谢，使血糖升高；②药物的毒副作用，可对肝肾功能、造血功能造成损害，引起有关指标发生变化。

对特殊药物检测要求包括(但不限于)：

1. 药物浓度监测 具体采血时间应遵循医嘱，采血前与患者核对末次给药时间。关于血培养的采血时间：寒战或发热初起时，抗生素应用之前采集最佳，其他特殊要求可参见《临床微生物实验室血培养操作规范》(WS/T503—2017)。

2. 输液的影响 由于输液会引起局部输注成分的浓度显著升高及其他血液成分的稀释，应避免在输液时采血，宜在输液结束1小时后采血；对于输注成分代谢缓慢且严重影响检测结果(如脂肪乳剂)的宜在下次输注前采血。紧急情况必须在输液时采血时，应在输液的对侧肢体采血，并告知检验人员。

(六) 体位

立位与卧位时因血液的相对浓缩或稀释，血液中高分子量蛋白及细胞成分等不可滤过的物质的浓度会出现升高或降低，差异可达到8%～10%，甚至超过15%。门诊患者采用坐位采血，病房患者采用卧位采血，结果解释时应考虑到两种采血体位间的检测差异。

某些检测项目(如肾素、血管紧张素、醛固酮等)的患者体位对检测结果有明显影响,应遵循医嘱要求的体位进行采血。

(七)采血部位

不同部位的标本的检验结果可能不同,如血常规检验,静脉血和末梢血有一定差别;血糖检测,静脉血、动脉血或末梢血的血糖浓度都有一定差别。根据情况,可以对血样进行标本类型的标识,以便后续报告解读。

(八)其他

除外以上内容,针对特殊情况需根据相关技术规范的推荐进行采血。如血液疟原虫检查的最佳采血时间为寒战发作时;功能试验需根据相关临床指南推荐的功能试验方案所设定的时间采血。

三、患者的影响

采血前与患者进行良好的沟通,可以避免不必要的复查,减少资源浪费,降低医疗纠纷。具体沟通内容包括(不限于):

1. **宣教和解释**　患者应避免穿着袖口紧的上衣,以减少采血后出血和血肿的发生。

2. **有特殊要求的检测项目**　对于饮食、运动、时间、体位等有特殊要求的检测项目,采血前应根据医嘱与患者核对并确认相关信息。

3. **患者的过敏史、禁忌信息确认**　对患者的过敏史、禁忌信息等需要进行确认,如确认患者是否有乳胶过敏、禁用含碘制剂、乙醇过敏或禁用等情况。对于乳胶过敏的患者,应使用不含乳胶材料的手套、止血带、医用胶带等物品。对于禁用含碘制剂的患者,应使用75%的乙醇或其他不含碘剂的消毒剂进行消毒。对于乙醇过敏或禁用的患者,可使用碘伏、过氧化氢等不含乙醇成分的消毒剂进行消毒。

四、采血人员的影响

采血人员对静脉采血相关知识的熟知程度,以及在采集操作过程中的规范程度,会对患者的检测结果造成一定程度的影响。采血人员应接受专业的培训,包括采血管的正确识别和标记、标本采集顺序、采血针的选择、消毒的操作、压脉带的正确使用、进针穿刺操作、止血、患者交流等,经考核合格后方可进行患者的采血操作。具体相关内容可参见第三章及附录。

第三节　采血器材的选择

针对患者状况、检测项目及操作方便性等方面选择正确且适宜的采血器材,在保障检测结果的准确性同时,还可以减少患者的抽血量。

一、采血器材类型

采血器材可根据设备和器具类型,或血液来源不同进行分类。

(一)按采血设备和器具分类

国家食品药品监督管理总局发布的《医疗器械分类目录》于 2018 年 8 月 1 日起实施。该分类目录中第 22 项"临床检验器械"第 11 项为"采样设备和器具",包含了采血器材(如 01 动静脉采血针及连接件、02 末梢采血针、03 采血笔)及采血容器(如 04 静脉采血管、05 末梢血采血管等),具体内容如下:

1. **动静脉采血针及连接件** 动静脉采血针用于采集动静脉血样,通常由动静脉采血针、采血器、保护套和其他部件组成。常见类型如动脉血气针、一次性使用动静脉血样采集针、一次性使用真空动静脉采血针、一次性使用真空动静脉采血器。动静脉采血连接件与一次性静脉血样采集容器及动静脉采血针配合使用,辅助用于从患者静脉抽取血样,通常由采血容器穿刺针、患者端护帽、非患者端护帽和针座等组成,常见类型如血样采集连接头。

2. **末梢采血针** 末梢采血针用于临床医学上皮肤穿刺,以采集人体末梢血样,通常由针、针柄、保护套等组成,可包括激发装置(如弹簧等)。无菌提供。一次性使用。常见类型如一次性使用末梢采血针、一次性使用末梢采血器。

3. **采血笔** 采血笔与一次性末梢采血针配合使用,用于采集末梢血。通常由主体、弹击机构、调节套等组成。

4. **静脉血样采血管** 静脉血样采血管与一次性使用采血针配合使用,用于人体静脉血的收集、运输、存储,通常由管和头盖组成。管材一般由聚对苯二甲酸乙二醇酯(PET)或玻璃管制成,管内壁附着或不附着添加剂或附加物。常见类型如一次性使用真空采血管、一次性使用真空静脉采血管、一次性使用真空静脉血样采集容器、一次性使用静脉血样采集容器、一次性使用非真空采血管。

5. **末梢采血管** 末梢采血管用于人体末梢血的采集、存储,通常由毛细管、吸管、接头等组成。无菌提供时,管内壁有或无添加剂;非无菌提供时,管内壁有添加剂,常见类型如一次性使用微量无菌采血管、一次性毛细微量采血管。另一类末梢采血管管内壁不附着添加剂、非无菌提供,如一次性使用末梢采血管。

6. **末梢血采集容器** 末梢血采集容器用于人体末梢血样的采集、运输和存储等,通常由容器(管、瓶或试管)、盖子和添加剂组成,如一次性使用末梢血样采集容器。

7. **血液采集卡** 血液采集卡用于采集人体末梢血,通常采用滤纸制成,卡上有专用染料绘制的圆圈用于标记样品位置,如新生儿血液采集卡。

8. **激光采血仪** 激光采血仪用于人体末梢血样的采集,通常由激光发生器、控制电路、防护罩、显示器、内部电源和充电适配器组成。

9. 足跟采血器 足跟采血器用于早产儿或新生儿足跟采血,通常由弹簧、刀片、弹出结构和外壳组成,刀片一般由不锈钢制成。无菌提供。

其他采样设备,如胃隐血采集器具、无菌样本采样拭子等用于非血液标本的采集。

(二)按血液来源分类

根据采集血液的来源,可将采血器材分为:静脉采血器材、动脉采血器材和末梢血采血器材。

1. 静脉采血器材 常用的静脉采血器材有:一次性多管采集双向针及蝶翼针、持针器、真空采血管等,采血人员根据患者状况、检测项目及操作方便等方面进行选择。

2. 动脉采血器材 动脉采血器是一种无菌、一次性使用的医疗器械,主要用于采集、初级保存动脉血样以进行体外诊断试验。常用的动脉采血器材为动脉血气针,这类采血器材包括塑料注射器和玻璃注射器。现在临床多采用 ABG 动脉血气针(预设型)进行穿刺,可保证血样不混入空气,明显减轻疼痛。

3. 末梢血采血器材 末梢采血的穿刺设备已由最初的三棱针、柳叶针发展到目前具有安全性、简单性、微痛性、可靠性的安全采血器,包括触压式末梢采血器、按压式末梢采血器和专门针对足跟采血的足跟采血器。新型的末梢采血器一般具有穿刺深度恒定、针头不暴露、出血量充分、一次性使用等特点。此外,激光采血仪也可以作为一种采血工具。世界卫生组织(WHO)推荐使用安全型采血器。各种采血器的特点介绍如下:

(1)触压式 / 按压式一次性末梢采血器:采血针或刀片一般选用不锈钢材料且经射线消毒,针尖锋利并具有多种切面设计。采用弹簧式设计,穿刺迅速,穿刺深度恒定,可明显减轻受试者的疼痛和紧张程度,保证采血质量;且穿刺后针 / 刀片永久回缩,杜绝重复使用,在减轻受试者痛感的同时,可避免针刺伤的发生,尤其适合对儿童采血时使用。操作者可综合检测项目的需血量及受试者的情况(年龄、体重等)选择不同规格型号(针管外径和穿刺深度)的采血器(表 2-1)。

(2)三棱针:传统用于末梢采血的三棱针对操作人员穿刺技术要求较高,穿刺深度难以控制,且痛感较明显,创面容易污染;暴露的针头容易使患儿产生恐惧感、依从性差。

(3)激光采血:激光采血的原理是利用其强大的激光脉冲,瞬间穿透皮肤形成出血点。这种采血器形成的创口极小,采血的深度可根据受试者的皮肤状况进行调节,因其与受试者皮肤没有任何接触,可避免医源性交叉感染。但激光采血仪采血时会发出噼啪的爆裂声和轻微的皮肤烧焦气味,或令受试者感到不安。

(4)末梢采血管:种类包括 3 种。①全血管:常用添加剂为乙二胺四乙酸二钾(EDTA-K2,紫帽管);②血清管:分为红帽管和黄帽管,红帽管无添加剂,黄帽管添加剂为促凝剂及惰性分离胶;③血浆管:分为绿帽管和浅绿帽管,绿帽管添加剂为肝素锂,浅绿帽管添加剂为肝素锂、惰性分离胶。使用建议:应选用管壁光滑、添加剂比例恰当、喷涂均匀、标记清晰的末梢采血管。血液应易于混匀，避免微小血凝块产生，以保障检验结果的准确性。

（5）微量采血吸管/乳胶吸头：可用于对采集的末梢血进行定量转移。

二、采血器材规格

如果血液样本采集不当，其检测结果可能不准确并且会误导临床医师，而患者则可能要经历重复测试的不便。根据采集血管的粗细，选择合适规格的针头，可以将不舒适度降到最低。避免使用规格过小（23 号或以下）或过大的针头容器，或使用过大的负压真空管，例如对儿童患者使用过大的采血试管或注射器（10～20ml）会增加溶血的风险。

常用采血器规格与外径尺寸的对应关系及预期采血量详见表2-1。

表2-1　常用采血器规格与外径尺寸的对应关系及预期采血量

规格	外径/mm	外径范围/mm	预期采血量/μl
21G	0.8	0.800～0.830	100～250
22G	0.7	0.698～0.730	100～250
23G	0.6	0.600～0.673	100～250
24G	0.55	0.550～0.580	20～100
25G	0.5	0.500～0.530	20～100
28G	0.36	0.349～0.370	5～20

由于生产厂家不同，同一规格的采血器可有穿刺深度不同的产品，如同样为25G 的采血器，穿刺深度可以有1.8mm 和2.4mm 等多种规格。

根据 WHO 的采血指南《静脉采血的最佳操作》，针对不同年龄组进行常规注射与采血时，所使用针头大小、长度及器材的建议见表2-2。

表2-2　采血器材选择建议

针头规格	患者类型			程序
	成人	儿童、老人、静脉细的个体	新生儿	
16～18G	√			√献血
19～20G	N/A	N/A	N/A	
21G	√2.54cm	N/A	N/A	
22G	√2.54cm	√2.54cm	N/A	
23G	√2.54cm	√蝴蝶针，0.75cm	√蝴蝶针，0.75cm	

N/A 表示不适用。

总之，按照厂家推荐的穿刺深度、规格及受试者情况（成人或新生儿）综合考虑选择合适的采血器，以达到最佳的采血效果。

第四节　信息确认

采血前必须进行患者的确认,确保患者为被采血者本人。

1. **门诊患者采样信息确认**　门诊患者采集血样前,应按医疗机构相关制度核对患者的姓名、性别、年龄、就诊卡、身份证、检验项目等信息,以及特殊检测项目所需要的患者精神状态和生理信息。对于成年人和神志清醒者,通过交流与其核对信息。对于年幼或者交流有困难者,应与监护人、陪伴者核对信息。

门诊患者多,流动性大,冒用他人就诊卡可能带来医疗安全隐患,应用合适的方式教育和提醒患者使用本人的就诊卡进行检验。有条件的单位可采集患者头像予以保存。

2. **住院患者采样信息确认**　对于住院患者,采集者必须仔细核对条形码、申请单信息与患者腕带信息、床头卡片信息是否一致。床号不作为识别依据。对于有任何疑问的标记信息,必须要求主管医生或者护士确认患者身份正确。

（赵　　虹）

主要参考文献

［1］World Health Organization. WHO guidelines on drawing blood: best practices in phlebotomy. Geneva, Switzerland: WHO, 2010.

［2］Clinical and Laboratory Standards Institute. Procedures and devices for the collection of diagnostic capillary blood specimens; Approved Standards. 6th ed. CLSI documents GP42-A6. Wayne, PA: CLSI, 2008.

［3］国家卫生标准委员会临床检验标准专业委员会. 成人静脉血液标本采集指南, 2010.

［4］中国医师协会检验医师分会儿科疾病检验医学专家委员会,世界华人检验与病理医师协会. 中国末梢血采血操作共识. 中华医学杂志, 2018, 98（22）: 1752-1760.

第三章
静脉采血流程

在现代临床检验中,血液标本占检验标本的绝大多数。血液标本又分为静脉、动脉、末梢和脐带血等多种,其中静脉血标本又是血液标本中占比最大的标本类型,因此正确、规范采集静脉血是获得准确、可靠实验结果的关键。本章内容有静脉血采集的一般流程、特殊患者静脉血的采集和特殊项目的静脉血采集。

第一节 静脉采血的准备

在样本采集前,应根据使用要求决定采血方法、所需血量及抗凝剂。静脉穿刺是一项复杂的操作,需要同时具备专业知识和技巧。目前推荐使用真空采血法,真空采血器由真空采血管、采血针(包括直针和蝶翼针)、持针器三个部分组成。真空采血管是其主要组成部分,主要用于血液的采集和保存,在生产过程中预置了一定量的负压,当采血针穿刺进入血管后,由于采血管内的负压作用,血液自动流入采血管内;同时采血管内预置了各种添加剂,完全能够满足临床的多项综合血液检测,安全、封闭、转运方便。

在采集血液样本时,专业人员要按以下特定步骤完成采血工作。

一、采血人员自身的准备

着装整洁,戴好一次性口罩、帽子和乳胶手套;符合生物安全要求和无菌操作技术规范。

二、采血环境及物品的准备

1. **采血环境** 采血间空气需定时消毒清洁,采血操作台面也需定时使用乙醇或含氯消毒剂等进行台面消毒,同时需备有消毒剂,以备出现标本泄漏污染等情况时台面消毒使用。

2. **采血器具的准备** 采血器具必须符合国家的安全规范,检查真空采血管、无菌采血针、无菌手套、棉签、消毒剂等物品是否包装完整,是否在有效期内。消毒物品(如压脉带等)应检查灭菌包装是否完好、灭菌指示胶带是否变色。

穿刺托盘准备内容包括所有采血用具(真空采血管、无菌采血针、持针器、压脉带、手套、消毒液、棉签、纱布等)。检查穿刺针头是否锐利平滑,是否有空气和水分,采血管头盖是否有松动、裂缝。准备好锐器桶、污盆、医用垃圾桶等。

必须选择正确的种类和规格的采血管,同时明确不同颜色真空采集管的采集顺序,采用颜色编码和标识有助于简化步骤和操作。如果采血系统各组件来自于不同的生产厂家,应进行检查以保证其相容性。

三、患者检验信息的核对

1. **患者身份信息的核对** 姓名、性别、年龄(或出生日期)、住院号或就诊号(唯一识别号)、科别、床号。如遇急救昏迷患者,根据腕带信息核对患者身份。

2. **检验信息的核对** 申请的检验项目、对应的标本种类类型、检验项目是否有特殊要求(如空腹、餐后、月经周期等特殊的时间点要求、特殊体位要求、特殊的储存和转运要求)、检验项目对应的实验室、申请医生的签字(如为电子医嘱,以电子系统凭据为证)。

四、与患者建立沟通

在采血前,采血人员必须与患者或家属核对身份信息,保证患者信息与申请单上的身份信息一致,如发现不符,及时纠正。

采血人员需耐心向患者解释采血过程,以消除疑虑和恐惧心理,获得其信任,并取得患者对于操作的知情同意。在面对儿童、昏迷患者等需家属或监护人同意的情况,还需向家属或监护人耐心沟通,获得其理解同意。采血前良好的沟通是避免医疗纠纷的有效手段。

第二节　上肢静脉采血的流程

上肢静脉是临床中最常用到的采血部位,通常选取肘正中静脉,也可选取贵要静脉等位置进行采血。

一、采血前准备

1. 按照要求准备采血物品、核对信息。

2. 仔细阅读受试者申请单并在采血管上贴上标签或条码,包括患者姓名、项目名称、采集时间、门诊号或住院号、病房床号。准备每个试验所需的采血管,并按一定顺序排列。

3.原则上患者应在平静、休息状态下采集样本,患者在接受采血前24小时应避免运动和饮酒,不宜改变饮食习惯和睡眠习惯。一般主张禁食8～12小时空腹取血,门诊患者提倡静坐15分钟后采血,特别是某些激素项目,对静息状态有明确要求。同时要注意采血时间、体位、生活方式、情绪、输液、生理周期等因素的影响。采血时患者选取舒适自主体位,应舒适地坐在椅子上或平躺后采血。

二、绑扎压脉带以及采血部位的选择

采血前要求受试者坐在采血台前,将前臂放在采血台上,掌心向上,并在臂下放一垫枕,卧床受检者要求前臂伸展,暴露穿刺部位。

将压脉带绕手臂一圈打一活结,压脉带末端向上。压脉带应绑在肩肘之间或距穿刺点7.5～10 cm(约一个拳头)的位置;如果止血带绑得过高,压力可能不够;过低,压力过大可能导致穿刺处形成血肿,或压脉带的末端可能污染静脉穿刺点;止血带应尽量松紧适度[40 mmHg(1 mmHg=0.133 kPa)]或能放进成人两根手指,仅仅压迫静脉,避免拧痛患者皮肤,尽量使患者舒适;压迫时间不超过1分钟。

采血部位多选择手臂肘前区,位于手臂前侧略低于肘弯的区域,这个区域内皮下浅表处有多条较大的静脉,这些血管通常接近皮肤表面,位置稳定,进针时痛感较小。确定穿刺部位典型的方式是利用压脉带帮助选择静脉穿刺部位,静脉粗大且容易触及时并非必须使用压脉带。采血人员触摸静脉一般用示指,因为拇指上有脉搏,不利于寻找静脉。

静脉采血血管多选择位于体表的浅静脉,通常采用肘部静脉(图3-1),其粗大容易辨认。常用肘窝部肘正中静脉、贵要静脉、头静脉及前臂内侧静脉。用示指触摸血管,是否为弹性的血管(肌肉较无弹性),若血管不明显,请轻轻手拍中央部位5～10次,让血管较易浮现。若仍无把握时,选择手背处静脉,轻拍手背中央部位5～10次,让血管较易浮现。或者嘱咐患者反复握拳几次后握紧拳头,让血管较易浮现。如果采血人员戴手套操作时,可先用乙醇湿润患者皮肤和采血人员戴手套的手指,手指湿润后触摸静脉更容易。如果压脉带在一个位置使用超过1分钟,需松开后等待2分钟再绑扎。

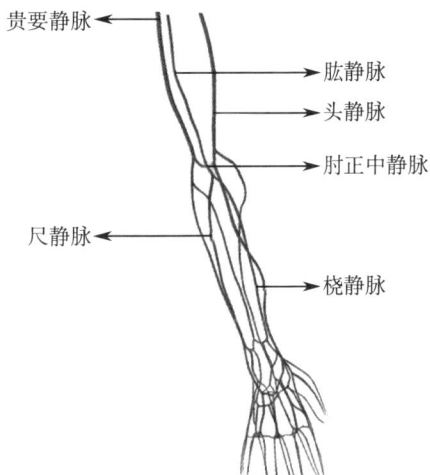

图3-1　肘部静脉示意图

贵要静脉
肱静脉
头静脉
肘正中静脉
尺静脉
桡静脉

三、消毒

第一次消毒,以穿刺点为圆心,用30 g/L的碘酊棉签自所选静脉穿刺处(螺旋式)、顺时针方向消毒皮肤,消毒面积大于7 cm²。待干后作第二次消毒,消毒方法同前。特别强调这次消毒应逆时针方向,消毒面积大于 7 cm²,消毒过的地方不能重抹,在涂抹过程中棉签也要同时旋转,再用 75% 乙醇棉签以同样方法拭去碘迹。

四、静脉穿刺采血

1. 静脉穿刺前,按规定将采血针与持针器进行组合。

2. 叮嘱受检者握紧拳头,使静脉充盈显露。在即将进行静脉采血的部位下方握住患者手臂,以左手拇指固定静脉穿刺部位下方 2.5～5.0 cm,右手拇指持穿刺针,穿刺针头斜面向上,呈 15° 穿刺入皮肤,然后以 5° 向前穿刺静脉壁进入静脉腔。感觉到轻微漏空感后,将针头顺势探入少许,以免采血时针头滑出,但不可用力深刺,以免造成血肿,松开压脉带。真空采血管插入持针器采血管端,因采血管内负压作用,血液自动流入采血管,在血液停止流动即真空负压耗尽时,从采血针 / 持针器上拔出 / 分离采血管,将下一支采血管推入连接到采血针 / 持针器上,重复上述采血过程直至最后一支采血管。真空采血管取血的顺序分别是:微生物→蓝头管 / 黑头管→黄色管 / 红色管→绿色管→紫色管→灰色管,值得注意的是蓝头管始终放在第二位。

3. 立即混匀采血后的采血管动作应轻柔且充分混匀,颠倒混匀次数应按照生产厂商说明书的要求。不要剧烈混匀和搅拌以避免出现溶血。混匀后的采血管应垂直放入试管架。

五、按压止血和拔出针头

采血结束后,先叮嘱患者松拳,以医用棉签轻压在静脉穿刺部位上。

先拔真空采血管,再按照器械生产厂家的使用说明拔出针头并开启安全装置。用过的静脉双向采血针拆卸入黄色的锐器桶内,锐器盒应符合现行规章要求。针头不能重新戴上保护鞘、弯曲、折断或剪断,也不应在废弃前从所在注射器上卸下。

同时用消毒棉签或消毒棉球压在进针点上方约 0.5 cm 处,叮嘱患者用中等力度按压棉签(球),手伸直高于心脏压迫 3～5 分钟,并将衣袖拉下,减轻压迫。不应弯曲手臂以增加额外的压力,切勿搓针孔处,以免穿刺部位渗血。

如果患者出血不止时,观察血肿并在静脉穿刺部位上粘贴创可贴或包扎绷带。当出现止血困难时,采血人员应观察是否有出血较多的情况,如果出现血肿或出血持续时间超过5 分钟,应告知护士以便接诊医生了解情况。在采血部位覆盖纱布块并保持按压直到血流停止,在手臂上绑紧纱布绷带保持纱布块的位置,并告知患者原位保留 15 分钟以上。

六、再次核对标本信息、接收转运

再次核对标本信息,登记信息,按照不同标本不同的转运要求送检。脱手套,整理用物。

若一次穿刺失败,重新穿刺需更换部位。

第三节　下肢静脉采血的流程

下肢静脉采血主要适用于上肢静脉采血困难，或者双侧上肢均建立有输液通道的情况下。由于下肢静脉采血主要选择为股静脉，为深静脉，采血人员采集前需与临床医生沟通、关注临床诊断、询问或察看患者身体有无出血点、淤斑等判断患者有无出血倾向，确定无出血倾向方可开始抽血。

采集前准备工作同上肢静脉采血。

一、采集部位选择确定

股静脉穿刺点位于股三角区，从解剖角度来说，股静脉位于腹股沟部，在股动脉的内侧约 0.5 cm 处，所以需要先明确股动脉位置。在髂前上棘与耻骨结节之间画一连线，在该线中点处可扪及股动脉搏动。在股静脉的穿刺过程中，操作者一定要熟练掌握股静脉的解剖位置，切勿反复穿刺以免形成血肿，同时应进行自身的心理状态调整，保持镇静、果断、谨慎的心态。

二、消毒

严格无菌操作。第一次消毒，以穿刺点为圆心，用 30 g/L 的碘酊棉签自所选静脉穿刺处（螺旋式）、顺时针方向消毒皮肤，消毒面积大于 7 cm^2；待干后作第二次消毒，消毒方法同前，特别要注意的是这次消毒应逆时针方向，消毒面积大于 7 cm^2，消毒过的地方不能重抹，在涂抹过程中棉签必须也要同时旋转。

三、股静脉穿刺采血

患者采取平卧位，脱去穿刺侧内外裤，使腹股沟部位暴露，并将穿刺侧下肢外展 30°～45° 稍外旋。臀部与大腿之间放一海绵垫，使腹股沟表面半展。对于婴幼儿选取下肢静脉采血时，需人工辅助固定体位，固定者应注意用力程度，切勿用力过猛损伤患儿身体。

采血者位于穿刺侧，戴好无菌手套，用左手示指在腹股沟处摸到一索状物（腹股沟韧带），其下方中部扪及股动脉搏动最明显部位。右手持静脉双向采血针，在腹股沟韧带下 2～3 cm 股动脉内侧 0.2～0.5 cm 处与皮肤呈 30°～45° 穿刺进入取血。真空采集管采集顺序及原则同上肢静脉采血。

四、按压止血、拔出针头

采集完毕后，以医用棉签轻压在静脉穿刺部位上。先拔真空采血管，再按照器械生产

31

厂家的使用说明拔出针头并开启安全装置。用过的静脉双向采血针拆卸入黄色的锐器盒内，锐器盒应符合现行规章要求。针头不能重新戴上保护鞘、弯曲、折断或剪断，也不应在废弃前从所在注射器上卸下。

同时用消毒棉签或消毒棉球压在采血点处，持续压迫 5~10 分钟，直到不再渗血方可离开。切勿揉搓针孔处，以免穿刺部位渗血。

有出血倾向的患者，采血完毕后，采血人员压迫穿刺点 5~10 分钟，直到不再渗血，需向主管医生或护士交待采血方式，请医护人员观察患者有无继续出血或其他任何不良反应。

第四节　特殊患者静脉采血

本节特殊患者主要指儿童患者、老年患者和烧伤患者。

一、儿童静脉血标本采集

由于儿童的表达能力较差，且容易对陌生的医院环境产生恐惧等心理变化，因此在采血时有必要实施有效的心理干预，与患儿家属充分沟通，这既能体现出对儿童及家属的关爱，也能取得他们的理解和配合，改善医患关系，减少医疗纠纷。

儿童皮肤消毒的方法与成人相同，但是消毒剂的选择必须注意的是，新生儿皮肤消毒不能使用含碘消毒剂，因为碘可能导致新生儿发生亚临床甲状腺功能减退，2 个月以下的患儿可使用 75% 乙醇。氯己定可用于 2 个月以上的患儿。所有患者，必须彻底清除皮肤表面的外用碘化合物后才可采血。

因为儿童静脉较细，所以静脉穿刺比较困难，为了提高采血的成功率，可使用小号蝶翼针和低容量试管。

对于新生儿患者采血时，可选取上肢肘正中静脉、贵要静脉或桡动脉，如果上肢静脉较细，还可选取头皮静脉、颈静脉等处进行采集，尽量不要选取股静脉。这是因为新生儿股静脉与膀胱解剖学位置较近，采集股静脉稍不注意就可能刺穿膀胱；同时对于男性新生儿患者，可能睾丸还在腹腔，股静脉穿刺容易刺伤睾丸。故新生儿采血时，如万不得已选择股静脉采血，务必小心，采集完成后，按压止血 10~15 分钟，并密切观察患儿情况，避免血肿生成及其他意外发生。

1~3 岁的儿童如手臂血管较细，不易穿刺，可选取颈外静脉、股静脉进行采集。颈静脉管腔大、弹性好、血管粗直、直观性强。3 岁以上的儿童多取坐位或平卧位，行肘正中静脉或贵要静脉穿刺采血，因为 3 岁以上儿童的身体发育相对成熟，在肘关节部位可看到或触摸到静脉，在此处采血简便易行。

二、老年患者静脉血标本采集

由于老年人皮肤老化、皮下组织疏松、血管发生退行性改变、血管弹性及韧性降低,静脉管腔可能变得不规则,抽血后易发生皮下淤血。对于体形消瘦的老年人,可用左手拇指牵拉皮肤,固定静脉,再以 15°～30° 角穿刺抽血;对于肥胖体形的老年人,穿刺时先扎压脉带,再用手指触摸血管有饱满感,掌握好深浅,摸索进针;对于休克、脱水、功能衰竭的老年人,可对采血部位进行热敷,使血管扩张,再以 25° 角进针,轻轻挑起皮肤,当针头进入 1/4 时,针头稍向下倾,挑起静脉,慢慢进针到位,这样可使上下血管壁分离,避免刺破血管;对于水肿的老年人,宜选择较粗的血管,先按摩推压采血部位,使组织内积液暂时消退,静脉显示清楚后,再采血;对于患有糖尿病的老年人,因血液处于高凝状态,如果血管过细,可致针头阻塞,造成穿刺失败,故宜选择粗直的静脉段采血。

三、烧伤患者的静脉血标本采集

由于烧伤患者处于持续输液状态,采血时宜使用小蝶翼针和低容量试管,并选择炎症或水肿部位以外的其他静脉采集血液标本。严重烧伤后,由于大量液体渗出,有效循环血量下降,周围静脉不易穿刺,因此深静脉置管成为常用的采血方法。如果只能经导管采集血液标本,建议与主管医师沟通,并由具备资格的专业人员进行采血。通过静脉导管采血进行检验时,需注意部分检验项目结果与直接由静脉采血所得检验结果会有所差异,例如两种抽血方法的血糖值不同。在特殊情况下,也可使用采血针和末梢采血管从指尖或足跟采集血液标本。

第五节　特殊项目的标本采集要求

血液标本检测的项目众多,如分子诊断、微量元素检测等。不同检测项目对血液标本要求不同,所以采血时应根据不同检测项目进行相应处理。

一、分子诊断标本

由于分子诊断的检测对象和检测方法不同于常规检测,因此其标本的分析前处理也具有一定特殊性。分子诊断标本在分析前的处理过程中最主要的风险因素有以下几方面:血液内源性或外源性的干扰物质(如血红素、脂类、肝素等)、核酸分子的降解、标本的污染及生物安全。标本采集要注意的重点是:采集时间、患者信息识别、采血器材与添加剂以及患者隐私的保护。

1. **采集时间**　规定标本采集时间有利于受检者、采血护士与检验人员做好取样及后续标本处理的准备。如规定清晨空腹采血,受检者可避免饮食、剧烈运动等因素影响,医护人员也可为某些特殊标本的低温运输、血清的及时分离做好准备。

此外,还应根据不同疾病类型、疾病病程或检验目的选择不同的采集时间,以提高检验灵敏度。感染性疾病可根据病原微生物在人体内的生命活动规律选择采样时机及采样部位。当病原体感染机体后,病原体含量能够达到分子诊断检出限的时间点,并不能覆盖整个感染过程,可能只是在感染或疾病发生发展过程中的某一阶段,因此标本采集过早或过晚都可能造成假阴性。如 HBV、丙型肝炎病毒(HCV)和 HIV 等病毒感染人体后,在特异性抗核抗体出现以前,血液循环中即可有较高浓度的病原体存在,而当抗体出现后,病原体的浓度在不同患者不同感染阶段有可能是不一样的,有的甚至可能会低于 PCR 或逆转录聚合酶链式反应(RT-PCR)方法的检出限。又如无创产前基因诊断需在 12~24 孕周采集孕妇静脉血,而脐静脉穿刺基因诊断需在 20~28 孕周采血。

2. 采集量 实际工作中,50~100 μl 的血浆或血清可用于 DNA 和 RNA 的提取,20 μl 的血浆或血清可用于 microRNA 的提取,而采用物理吸附法的全自动核酸提取仪可处理 0.2~9.6 ml 的样品。一般用于分子诊断的血液标本采集量不少于 2 ml,特殊情况下(如在孕妇外周血内分离胎儿 DNA)采血量应不少于 5 ml。

3. 采血器材及添加剂 真空采血管的材质主要有玻璃、聚丙烯(PP)和聚对苯二甲酸乙二醇酯(PET)等。玻璃采血管需用硼硅玻璃为材料,内部进行硅化处理,使其具备良好的化学惰性和生物惰性。此外,玻璃采血管还应具备一定的强度,能耐受从 1.2 m 高处跌落。PP 采血管物理表面可引起 DNA 的变性和多聚化,因此不适用于分子诊断的标本采集。PET 容器具有良好的疏水性,不易碎,使用安全,耐辐射,便于辐射灭菌。因此,分子诊断推荐采用 PET 采血管采集标本。

真空采血管中的添加剂主要包括抗凝剂、分离胶、促凝剂、稳定剂和防腐剂。采血管中添加剂的选择取决于待测物(如基因组 DNA、病毒 RNA、内源性胞内 RNA 等)、所需进行的检测及采样体积。用于临床 RNA(如 HCV RNA)检测的血标本建议进行抗凝处理。抗凝剂首选 EDTA 和枸橼酸盐。不能使用肝素抗凝,因为肝素是 Taq 酶的强抑制剂,影响核酸扩增,且在核酸提取过程中很难去除。分离胶只用于待检核酸分子处于血浆中的血液标本,当待检核酸为细胞内核酸时,不得使用带分离胶的采血管。由于 RNA 分子不稳定,易被 RNA 酶降解,因此用于 RNA 检测的血液标本应直接采集至含有 RNA 稳定剂的采血管中。

RNA 稳定剂即 RNA 酶抑制剂,有以下几种:

(1)焦磷酸二乙酯:是一种强烈但不彻底的 RNA 酶抑制剂。它通过和 RNA 酶的活性基团组氨酸的咪唑环结合使蛋白质变性,从而抑制酶的活性。

(2)异硫氰酸胍盐:目前被认为是最有效的 RNA 酶抑制剂,它既可破坏细胞结构使核酸从核蛋白中解离出来,又对 RNA 酶有强烈的变性作用。

(3)氧钒核糖核苷复合物:是由氧化钒离子和核苷形成的复合物,它和 RNA 酶结合形成过渡态类物质,几乎能完全抑制 RNA 酶的活性。

（4）RNA 酶的蛋白抑制剂：是从大鼠肝或人胎盘中提取的酸性糖蛋白。RNA 酶抑制剂（RNasin）是 RNA 酶的一种非竞争性抑制剂，可以和多种 RNA 酶结合，使其失活；目前市售的 RNA 酶的蛋白抑制剂多为大肠埃希菌表达的重组蛋白。

血标本采集、分装或分离血清时，建议使用异硫氰酸胍盐（终浓度 4 mol/L）作为 RNA 稳定剂，并同时与还原剂如 P- 巯基乙醇或二巯基乙醇一起使用。由于异硫氰酸胍盐可抑制 Taq 酶活性，因此是反转录反应体系中常采用的蛋白类 RNA 酶抑制剂。

对于循环 microRNA 的检测，同样建议采用 EDTA 或枸橼酸盐抗凝。氟化钠 / 草酸钾复合物对血浆中的 microRNA 具有很强的保护作用。因此，用于循环 microRNA 检测的 2 ml 采血管内应含有 5 mg 氟化钠和 4 mg 草酸钾。

二、凝血检测标本

采集血浆类凝血检测标本时，应该清晨空腹并询问患者的服药情况。建议采用静脉穿刺真空负压采血方式，将血样直接采集至含有适当抗凝剂的玻璃或塑料真空采血管中。不建议使用空针采血，再将血注入采血管内，因为这种操作极易造成标本溶血，同时不能确保抗凝剂和采血量的比例，从而引发凝血指标改变。

1. **采血管抗凝剂及浓度推荐**　采用内部无菌的一次性真空采血管。玻璃采血管应进行硅化处理使其表面变为"惰性"，塑料采血管应使用惰性材料制造，如聚丙烯。抗凝剂采用浓度为 0.109 mol/L（3.2%）的枸橼酸钠，与采血量的比例为 1:9。试管上应标明刻度、采血量和抗凝剂的比例。建议标本采集后 1 min 内轻柔地将血液和枸橼酸钠抗凝剂完全颠倒混匀 3～4 次。

2. **采血管顺序**　按顺序采血的目的在于防止由于真空采血管中添加剂导致的标本污染，所以临床上单次静脉穿刺采集多管标本时，要求必须按顺序采血。含有浓度为 0.109 mol/L（3.2%）的枸橼酸钠抗凝管（蓝头管）一般为第一管或者第二管采血，避免促凝剂引起的携带污染和"死腔"问题。

如果采用静脉采血器（双向直针）进行采血时，由于针内本身并无空气，不会影响采血管负压，故可以第一管直接采集蓝头管凝血标本，但在有血培养等严格要求无菌操作的标本，则需采集完血培养后再采集蓝头管凝血标本。

如果采用蝶翼静脉采血针进行采血时，由于采血针管道内存在部分空气，第一管就采集蓝头管凝血标本，会导致采血量不足，与抗凝剂比例不匹配，从而引发凝血指标改变。所以采用此类采血方式时，首先采集血培养，或者无添加剂的玻璃或无促凝剂的塑料真空采血管，然后再采集蓝头管凝血标本。

三、微量元素标本

1. **微量元素分类**　人体由 50 多种元素所组成。根据元素在人体内的含量不同，可分为常量元素和微量元素。微量元素,又名痕量元素,目前尚无统一认可的定义,通常认为小于人体总体重 0.01% 的元素,如铁、铜、锌、锰、硒、铬、钼、钴、氟等,称为微量元素。微量元素具有一定生理功能,必须通过食物摄取的微量元素称为必需微量元素。微量元素虽然在人体内含量不多,但与人的生存和健康息息相关,对人的生命起至关重要的作用。它们的摄入过量、不足、不平衡或缺乏都会不同程度地引起人体生理异常或发生疾病。血液标本微量元素的检测对于指导临床疾病预防和治疗具有重要意义。

1990 年,联合国粮食及农业组织(FAO)、国际原子能机构(IAEA)、WHO 三个国际组织的专家委员会重新界定必需微量元素的定义,并按其生物学的作用将其分为三类:

(1)人体必需微量元素,共 8 种,包括碘、锌、硒、铜、钼、铬、钴、铁。

(2)人体可能必需微量元素,共 5 种,包括锰、硅、硼、钒、镍。

(3)具有潜在毒性,但在低剂量时,可能具有人体必需功能的微量元素,共 7 种,包括氟、铅、镉、汞、砷、铝、锡。

2. 采血前准备 血液样本采集前的准备工作包括采血人员准备、采血用品准备和采血环境准备。做好这些准备工作能有效预防样品污染,消除或减少环境对微量元素分析的影响,保证检测质量。

(1)采血人员准备:所有采血人员要经过严格培训,熟悉采血过程,了解操作技术对微量元素检测质量的影响。

(2)采血用物准备:

1)采血器具准备:采血器具是血液标本污染的主要潜在来源,所有器具(真空采血管、无菌采血针或注射器、持针器、胶塞、消毒棉签等)在使用前,应进行代表性抽样检测,每个批号抽样量至少 5 支,最好能抽取 10 支,以评估微量元素的污染程度。实验室玻璃器皿和塑料制品均应经过酸洗,即在 10%(V/V)硝酸溶液中浸泡过夜,并用去离子水清洗。有色塑料制品有可能被微量元素污染,应避免使用。也可使用采血管生产厂商提供的专用微量元素采血管。

2)采血试剂准备:采血所用的所有试剂(抗凝剂、清洁和消毒采血部位的药剂等)均应采用最高纯度级别,并要进行空白检测。

3)采血环境准备:采血场所必须远离微量元素污染源,应分别设置等候间和采血间,均有流动感应温水洗手设备。采血间除必要的桌椅外应无其他杂物,四壁无悬挂物,采血室不得使用风扇降温。采血前清洁采血场所,采血台以"湿擦"、室内地面和墙壁以"湿扫"方式清洗。

3. 血液标本采集 血液标本采集方式主要决定于待测元素。静脉血样不受污染影响,是诊断检测的首选。末梢血样的采集方便、采血量少,适用于婴幼儿等静脉采血有困难者,但也更容易出现污染造成的误差。

血液标本种类包括:全血、血清或血浆。血液标本采集也取决于目标微量元素,如检测铅、镉和汞,全血比较适合;其他元素检测血清或血浆比较适合。操作过程如下:

（1）用乙醇消毒穿刺部位，不得使用含碘的消毒剂。

（2）使用经过检验的同一批号的无菌采血针抽取静脉血，穿刺成功后立即松开压脉带，并立即摇晃混匀。

（3）如果使用多支采血管采样，应尽量在同一部位采集以减少污染，用于微量元素检测的采血管应最后采集。

（4）微量元素标本在到达实验室前必须保持密封，同时应避免标本溶血。

4. 特殊元素影响因素　特殊微量元素检测必须严格注意采集器具和抗凝剂选择。使用前所有器具均须进行空白检测。除这些通用要求外，各种不同元素都有其特殊影响因素。

（1）镉检测标本为全血，用于评估行业风险。血液中大部分镉存在于红细胞，吸烟者的血镉浓度是非吸烟者的两倍。由于镉可以存在于钢和添加的抗凝剂（如肝素、EDTA 和枸橼酸盐）中，在选择特定的采集器具或抗凝剂前应检测其中的镉含量。针对职业性暴露，样本应在远离工作环境的地点采集。

（2）铅检测样本为全血，用于诊断职业性或环境过量铅暴露以及儿童过量铅暴露调查。样本采集前应对采血点进行彻底清洁消毒，这在采集末梢血样进行筛查时尤为重要，因为污染造成的错误可能性很大。针对职业性暴露，样本应在远离工作环境的地点采集。

（3）汞检测标本为全血，用于评估暴露情况。采样时避免使用含汞的消毒剂。

（4）铝检测标本为血清，用于监测肾衰竭患者，尤其是需要血液透析治疗患者的铝积累或中毒。建议采血前 24 小时限制摄入果汁和茶，因为口服枸橼酸可提高胃肠道对铝的吸收，从而导致血中浓度增加。

（5）钴检测样本为血清，用于诊断职业性慢性钴中毒，采集样本时注意 24 小时内避免饮用啤酒。

（6）铬检测样本为血清，用于评估工业生产中的暴露情况。暴露于铬的工人出现全血和血清的铬浓度增高。针对职业性暴露，样本应在远离工作环境的地点采集。

（7）铜检测样本为血清，用于诊断遗传性或获得性铜缺乏症、铜中毒和职业暴露。铜水平存在昼夜变化情况，清晨铜水平最高。为消除昼夜差异应在每天的同一时间采样。浓度与年龄相关，要求使用与年龄、性别和妊娠相应的参考值范围。

（8）铁检测样本为血清，用于诊断铁缺乏和贫血、急性或慢性铁中毒。血清铁含量有昼夜波动，早上最高，然后逐渐降低，午夜时最低，因此应在每天清晨同一时刻采集禁食 8～12 小时后血清样本。如患者接受输血治疗，样本采集应至少延后 24 小时。血清铁浓度与年龄相关，要求使用与年龄、性别和妊娠相应的参考值范围。

（9）锰检测样本为血清，用于评估工业生产暴露。针对职业性暴露，样本应在远离工作环境的地点采集。

（10）镍检测标本为血清，用于职业监测。针对职业性暴露，样本应在远离工作环境的地点采集。

（11）硒检测样本为血清或血浆，用于评估硒缺乏或中毒。浓度与年龄和地理环境相关，要求使用与年龄、性别和妊娠相应的参考值范围，同时需建立本地的参考值范围。

（12）锌检测标本为血清，用于诊断锌缺乏症或锌中毒。为避免昼夜差异，应采集清晨空腹血样。针对职业性暴露，样本应在远离工作环境的地点采集。浓度与年龄和地理环境相关，要求使用与年龄、性别和妊娠相应的参考值范围，同时需建立本地的参考值范围。

四、血培养标本

1. **血培养的影响因素**　影响血培养的因素主要有以下方面。

（1）消毒要求：临床上使用的皮肤消毒剂种类很多，包括 75% 乙醇、碘酊、氯己定、碘伏等。碘酊和氯己定的消毒效果要优于其他消毒剂。消毒剂作用时间是保证消毒效果的关键因素，如碘酊的作用时间一般需要 30 秒，碘伏的作用时间一般需要 1.5~2.0 分钟。氯己定的作用时间和碘酊相同，且不会引起超敏反应，因此无需从皮肤清除，但不可用于小于 2 个月的婴儿。

（2）采集时间：最好在抗菌药物使用之前采集血培养标本。细菌一般在患者寒战或发热前 1 小时进入血液循环，考虑到便于操作，美国临床实验室标准化协会（Clinical and Laboratory Standards Institute，CLSI）建议在患者寒战或发热时、同时或短时间间隔从不同部位（如双臂）采集血液标本进行常规血培养。只有在疑似为感染性心内膜炎或其他静脉内感染（如导管相关性感染）时，才有必要分时间段采血进行血培养。

（3）采集次数：对疑似为菌血症、真菌血症的成人患者，推荐采集 2~3 套血培养标本。如果仅做 1 套血培养，阳性检出率仅为 65%；做 2 套和 3 套血培养，阳性检出率分别为 80% 和 90%。对于成年患者，不宜只进行单瓶或单套血培养，因为这样做不仅阳性检出率不高，而且难以区分真阳性和假阳性，较难进行临床解释。一般来说，除细菌性心内膜炎和金黄色葡萄球菌菌血症外，大部分的菌血症或真菌血症患者可通过临床表现来判断疗效，无需复查血培养。

（4）采集部位：建议从上肢静脉采集血液标本，可从一个部位采血接种至一套培养瓶，再从另一部位采血接种至另一套培养瓶，必要时也可从下肢静脉采血。不建议采集动脉血。由于从静脉留置导管采集血液标本常导致污染，因此应尽量避免从静脉留置导管采血进行培养。如果必须从留置导管内采血，也应同时从外周静脉采集血标本进行 1 套血培养，以帮助血培养阳性结果的判读。

（5）采血量：成年人推荐的总采血量为 20~30 ml，每套不少于 10 ml，每瓶不少于 5 ml。对于婴幼儿，采血量不应超过患儿总血容量（按儿童体重进行计算）的 1%。由于婴幼儿患者血液中病原菌浓度通常较高，因此，所需血标本量相对成人可少些，一般静脉采集 1~5 ml 用于血培养。无论成人还是婴幼儿，采血量应遵循血培养试剂厂商的建议。

（6）培养类型：尽管常规血培养是否需要同时进行需氧培养和厌氧培养还存有争议，但同时做需氧培养和厌氧培养能提高血培养的阳性率，特别是提高了兼性厌氧菌的检出率。

对于常规血培养,CLSI 建议同时进行需氧培养和厌氧培养,并且血液标本应先接种于厌氧瓶,再接种于需氧瓶。当采血量不能满足推荐的采血量时,应首先接种需氧瓶,剩余的血标本再接种厌氧瓶。这是因为大多数感染是由需氧菌或兼性厌氧菌引起,这些病原菌更容易在需氧瓶中生长。此外,CLS1 还建议如果只进行需氧培养,每份标本需接种 2 个培养瓶。

（7）血液量 / 培养基的比例是影响血培养成功的另一个重要因素。人体血液中含有抑制微生物生长的物质,如补体、溶菌酶、吞噬细胞、抗体及抗菌药物（患者在进行血培养之前接受的治疗药物）。为了降低这些抑制物质的浓度,应对血液进行稀释,使其在培养基中的比例为 1∶10～1∶5 之间。

（8）血培养过程中对培养瓶进行持续振荡,特别是在培养过程的前 24 小时,可以提高病原菌的检出速度。

2. 血培养标本的采集程序　血培养标本采自静脉血,以往临床上常采用 10 ml 的注射器采血,现在更多地使用真空采血系统。

值得注意的是,在血培养标本采集时,必须全程注意无菌操作。采血前核对患者信息,准备采血所需各种器材,并确保无菌。洗净双手,戴上手套,在患者面前打开注射器的外包装,固定好采血部位,点燃乙醇灯,选择合适的穿刺点消毒穿刺部位,然后穿刺。

采用注射器采血时,见回血后根据针筒上的刻度,轻轻抽取所需的血量,并避免气泡形成。拔出针头,按压穿刺点,以防血肿形成或出血。在乙醇灯旁无菌区,将注射器针头刺入培养瓶中,使血液沿培养瓶壁缓慢注入,轻轻摇匀。

采用双向真空负压采血针采血时,穿刺入血管后用胶布固定,快速取下真空血培养瓶盖,拔下采血针短针头的封闭胶套,插入真空血培养瓶瓶塞,血液会自动流入血培养瓶,根据血培养瓶上标示刻度留取血量。准确收集后,拔出针头,按压穿刺点,以防血肿形成或出血。

采集完成后,将血培养瓶上的针头拔出,用乙醇擦拭后,干燥封闭送检。

与常规检验采血相比,血培养标本采集过程对无菌要求更严格,并需做好培养瓶口的消毒工作;若用注射器采血,采血完成后不能将注射器活塞向后抽,以免血液被空气内细菌污染;注入血培养瓶中时要更换针头;若抽取血标本同时进行数项检验,一般注入容器的顺序为:血培养瓶→抗凝管→干燥试管;采血量不足时,应首先满足需氧瓶。

对于儿童血培养的采集,由于儿童体循环血量明显少于成人,故采血量要尽可能少,建议血培养瓶选择时选用专用儿童瓶,能够更优化的平衡血液量 / 培养基的比例,增加培养阳性率。同时,由于采血量少及儿童采血困难,又增加了血培养污染的风险。对于婴幼儿,采血量不应该超过其血容量的 1%,针对个别患儿,可参考其他临床参数,如患儿的体重和血细胞比容确定采血量。

五、其他特殊检验项目标本

1. **血浆氨**　标本的采集和准备:患者采血前一天应禁止吸烟,采血医务人员也必须为非吸烟者,因为吸烟可以导致结果升高。检测实验室周围环境和实验室空气均应没有氨的污染。标本应该使用草酸钾、EDTA 或肝素抗凝的试管。

标本的处理:标本采集后必须立即置冰浴中,立即分离血浆并检测,溶血、温度升高和放置时间过长均会使血液中的氨基酸发生脱氨分解,导致结果升高。

2. **促肾上腺皮质激素** 促肾上腺皮质激素(ACTH)由垂体分泌,呈现脉冲式分泌,上午 8 点为分泌高峰,夜间则为上午的二分之一,故该项目进行标本采集时务必严格注意采集时间。

由于促肾上腺皮质激素(ACTH)可吸附在未经硅化处理的玻璃管壁上,从而使标本的 ACTH 值降低,所以要求使用经过硅化处理的抗凝剂浓度为 1.2～2.0 mg/ml 的 EDTA-K 的玻璃管或塑料管(淡紫色帽)收集。采血管需要经过预冷处理。采血后立即将标本管放在 2～8℃冰盒内,注意不要直接接触冰袋,防止溶血。对于接受高剂量生物素治疗的患者(服用剂量 >5 mg/ 天),必须在末次生物素治疗至少 8 小时后采集标本。

标本使用 2～8℃低温离心机分离血浆,立即检测样本,或者 -20℃冻存。检测前标本和检测试剂需在 20～25℃室温中平衡。

标本的稳定性:22℃可保存 2 小时,2～8℃可保存 24 小时,-20℃可保存 4 周,只能冻融一次。

3. **醛固酮** 醛固酮(ALD)是肾上腺皮质球状带合成和分泌的类固醇激素,受体位、饮食中钾、钠含量的影响,受血钾、钠浓度调节,其排泄受肝肾功能影响。

检测血醛固酮的患者应停服利尿剂至少 3 周,停服抗高血压药物 1 周。因为高血压患者多维持低盐饮食,所以在测醛固酮前患者必须恢复正常高盐饮食,否则可能引起假阴性结果。

由于醛固酮受体位影响明显,所以在检测醛固酮时应采集卧位和立位两个体位的标本进行检测。卧位是指在经过正常整夜卧床休息后,于早晨 8 点左右卧床采集静脉血。采集完卧位以后,需患者起床直立活动 4 小时以上再采集静脉血。因为站立后肾素 - 血管紧张素升高的作用超过 ACTH 的影响,导致立位醛固酮浓度增高,而卧位醛固酮浓度相对较低。

(戴 维)

主要参考文献

[1]中国合格评定国家认可委员会.CNAS-CL02(ISO15189:2007)医学实验室质量和能力认可准则.北京:中国合格评定国家认可委员会,2008.

[2]中华人民共和国卫生部医政司.全国临床检验操作规程.3 版.南京:东南大学出版社,2006.

[3] World Health Organization. WHO guidelines on drawing blood: best practices in phlebotomy. Geneva, Switzerland: WHO, 2010.

第四章
动脉采血技术

随着检验医学的发展，检验技术一步步实现了自动化、智能化、网络化的操作模式，快速、准确的检验结果对辅助临床诊疗有重要的作用。血液样本的正确采集是保证样本质量的重要环节，也是获得准确、可靠检验结果的前提。血液样本的采集时间、采集部位及样本出现溶血、脂血、污染、送检时间等因素都会对检验结果造成影响，从而导致结果出现偏差，影响临床判断及诊疗方案的实施。

血气分析是近年来发展较快的医学检验技术之一，指对动脉血不同类型气体和酸碱物质进行分析的过程，利用血气酸碱分析仪直接测定血液的酸碱度（potential of hydrogen，pH）、氧分压（partial pressure of oxygen，PO_2）和二氧化碳分压（partial pressure of carbon dioxide，PCO_2）等指标，对人体呼吸功能和血液酸碱平衡状态做出评估的一种分析方案。自 20 世纪 50 年代末丹麦的 Poul Astrup 研制出第一台血气分析仪，血气分析技术一直在急诊、呼吸衰竭、外科手术、新生儿窒息等各种危重病抢救与监护过程中发挥至关重要的作用。

动脉采血进行血气分析，可以客观反映呼吸衰竭的性质和程度，判断有无缺氧和二氧化碳潴留，对呼吸功能不全和酸碱失调的诊断与治疗提供依据，并指导呼吸机参数的调整。适用于各种创伤、手术、疾病所导致的呼吸功能障碍者，呼吸衰竭的患者，使用机械通气者，还可用于心、肺复苏后对患者的继续监测等。

第一节　动脉采血部位

动脉（artery）是指发自心室的血管，从心脏发出不断分支成小动脉，而最后止于组织内，它将血液由心脏运送至身体各处，内部压力较大，血流速度较快。动脉管壁较厚，弹力纤维较多,管腔断面呈圆形,具有舒缩性和一定的弹性,可随心脏的收缩、血压的高低而明显的搏动,动脉血富含氧气营养物质,呈鲜红色。动脉管壁的功能:心室射血时管壁扩张,心室舒张时管壁回缩,促使血液继续向前流动。动脉按管径大小分为大动脉、中动脉、小动脉、微动脉,按血管功能分为体循环、肺循环和冠脉循环。

动脉作为介于心室与毛细血管之间的管道,接近心室的部分,管径大,管壁较厚。经过反复分支,管径逐渐变小,管壁变薄,最后形成与毛细血管构造相似的毛细血管前小动脉,与毛细血管相接。动脉的管径大小和管壁的厚薄,虽相差很大,但构造上均有共同之处,一般均由 3 层膜组成,最内层称为内膜(tunica intima),由内皮及纵行排列的结缔组织构成;中间的一层称为中膜(tunica media),由环形排列的组织构成;最外的一层称为外膜(tunica adventitia),由纵行排列的结缔组织构成。

在人体内有结构非典型性的动脉(atypical artery),如大脑动脉和硬脑膜动脉,因为它们有颅骨保护,所以管壁很薄,其内弹性膜很发达,而中膜和外膜则发育较差;另外,肺动脉因其所受压力远较主动脉小,平滑肌和弹力膜都较少,故管径虽大,管壁却相对薄弱。脐动脉没有内弹力膜,而中膜的平滑肌分内纵、外环两层,外膜不明显,亦属非典型性动脉。动脉壁结构随年龄的变化:从胚胎期至出生后以血管的中膜最为明显,20~25 岁弹力膜增多,至成年可达 50~60 层之多。动脉壁经常处于紧张状态,不但承受着相当高的血压,而且不断地受到血流的冲击,容易发生损伤。随着年龄的增长,动脉壁可有不同程度硬化,尤其冠状动脉、脑动脉壁易于发生粥样硬化,使动脉管腔狭窄。

从理论上讲,全身任何部位动脉均可作为采血部位(图 4-1),理想的部位应是浅表易于触及、穿刺方便、体表侧支循环较多、远离静脉和神经的动脉。动脉采血常选用桡动脉、肱动脉、股动脉、足背动脉(图 4-2);婴幼儿也可选择头皮动脉。动脉采血首选桡动脉,位置表浅易扪及,周围无重要组织,不会引起其他组织损伤,穿刺点易固定,不易滑动,侧支循环丰富,不易形成血栓,易于压迫止血。如果选择股动脉作为采血部位,由于其位置深,不易扪及,周围有股静脉、股神经,操作不慎可伤及股神经。

选择合适的采血部位应满足以下 3 点要求:

(1)具备足够的侧支循环,以降低穿刺部位远侧因血流缺乏造成缺血性并发症;

(2)穿刺难易程度和血管直径适宜,易于暴露和穿刺;

(3)动脉周围组织能够有效固定动脉血管,避免伤害周围组织。

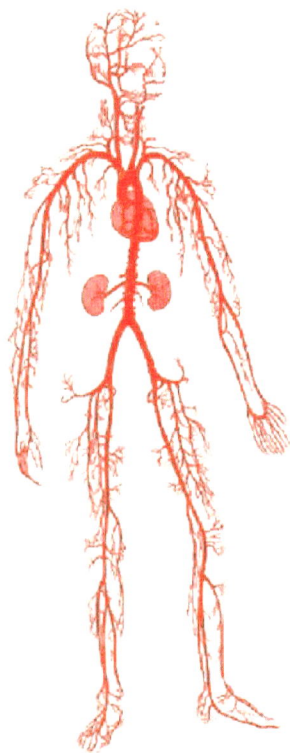

图 4-1 人体动脉模型图

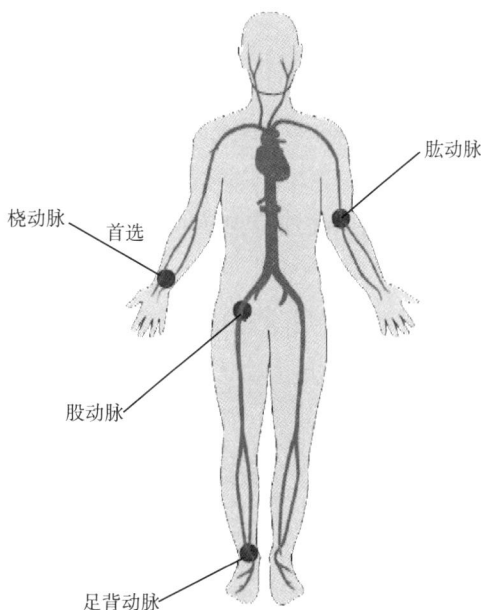

图 4-2 动脉采血部位模型图

第二节 采血前的准备

一、采血人员及患者准备

1.**环境准备** 环境清洁,光线明亮,符合操作要求,必要时使用屏风。

2.**患者情况评估及告知** 正确评估患者的病情、血常规、凝血功能、感染性疾病筛查及有无用氧、用氧浓度、穿刺处动脉搏动情况、穿刺处皮肤情况等。告知患者或患儿家长采血目的,告知动脉采血的重要性、采血量及可能存在的隐患,取得合作,避免医疗纠纷。涉及需要家长按压肢体者,告知家长按压目的、方法及重要性,为成功采血做好准备。

3.**人员准备** 采血人员应着装整洁、符合生物安全要求、必要的防护措施,如口罩、手套等。采血时患者的体位是穿刺成功的基础,根据采血部位不同,患者应提前进行体位准备。如果是儿童患者,应有家长或护士协助固定采血部位,另外,采血人员应建立穿刺成功的信心,有处理穿刺失败或意外的能力。

二、采血要求准备

1.**信息核对** 核对患者姓名、性别、年龄、唯一标识号、采血条码、采血项目等。

2.**采血物品准备** 无菌治疗盘内备动脉采血针、持针器(如有需要)及安全采血针,碘伏消毒液,无菌棉签,橡皮塞,弯盘等。

3. **消毒准备**　穿刺部位下铺一次性治疗巾,以穿刺点为中心环形(直径 >5 cm)消毒 2 遍,待干,消毒采血人员左手示指与中指。备好按压棉签或棉球。

4. **固定血管、穿刺**　左手示指和中指扪及动脉搏动并固定好,右手持采血针,从示指和中指指尖垂直方向以 40° 角穿刺,穿刺成功后应固定好采血针的位置,直至获取足够血量,迅速拔出采血针。

5. **取血按压**　用无菌棉签或棉球按压穿刺部位至少 5 分钟,拔出采血针,注意采血质量,避免溶血、凝血或气泡。

6. **样本标识及送检**　按要求在采血管上粘贴好患者采血条码,立即送检。

第三节　桡动脉采血

一、桡动脉介绍

桡动脉(radial artery)是美国临床和实验室标准协会(Clinical & Laboratory Standards Institute, CLSI)和美国呼吸协会(American Association for Respiratory Care, AARC)推荐的首选动脉采血部位。桡动脉是肱动脉的分支之一,经肱桡肌与旋前圆肌之间,在肱桡肌与桡侧屈肌腱之间下行,在桡骨茎突的下方经拇长展肌和的深面至手背,穿第 1 掌骨间隙进入手掌,与尺动脉掌深支吻合成掌深弓,结构图如图 4-3 所示。此外,桡动脉沿途分支分布于邻近的前臂肌和手肌,参与肘关节网的构成。桡动脉起始端外径 3.28 mm,中点处为 2.6 mm,下端为 2.2 mm,平均长度 24.48 mm。

桡动脉的体表投影是从肘窝中点远侧 2 cm 处,至桡骨茎突前方的连线,由于位置表浅,仅覆以皮肤和浅深筋膜,可在体表触及其搏动。虽然桡动脉较细,但多数位于体表暴露部位,在腕部容易触及,周围无重要血管和神经伴行,不易发生血管神经损坏、动静脉瘘等,桡动脉下方具备韧带固定,压迫止血比较容易,局部血肿的发生率较低,前臂及手部侧支血流丰富,有利于避免桡动脉穿刺后并发栓塞而引起手部缺血性坏死。桡动脉下端在桡侧屈肌腱外侧位置表浅,是触摸脉搏的位置,穿刺点定位一般是在距腕横纹一横指(1~2 cm)、距手臂外侧 0.5~1 cm 处(图 4-3);或以桡骨茎突为基点,向尺侧移动 1 cm,再向肘的

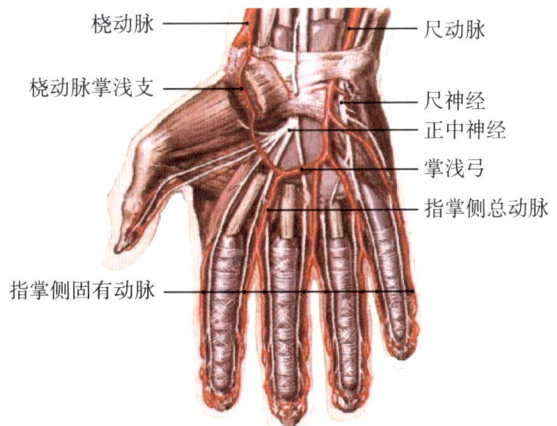

图 4-3　桡动脉结构图

方向移动 0.5 cm,以动脉搏动最强处为准。

二、桡动脉采血体位及部位

患者常采用仰卧位,左上肢外展于托手架上,穿刺者位于穿刺侧,患者手臂平伸外展 20°～30° 角,手掌朝上,手指指向穿刺者,将纱布卷放置在患者腕部下方,使腕关节抬高 5～8 cm,并且保持腕关节处于轻度过伸状态。穿刺时将穿刺者左手的示指、中指、无名指 自穿刺部位由远心端至近心端依次轻放于患者桡动脉搏动最强处,指示患者桡动脉的走行 方向,示指所指部位即为穿刺的"靶点"。穿刺点一般选择在桡骨茎突近端 0.5 cm 即第二腕 横纹处。三指所指线路即为进针方向。

由于桡动脉较细,搏动点为条索状,在较长范围内均可触及搏动,取血位置误差较大, 前臂近手侧由于皮下组织少,血管固定性不好,易滑动,容易穿刺到骨膜,而骨膜上有较丰 富的血管和神经,疼痛敏感性较高。

随着采血技术的不断发展,近年来有报道以桡骨茎突为基点,向尺侧移动 1 cm,再向肘 侧上移 0.5 cm 为进针点,垂直快速进针 0.5～1.5 cm 取血。研究表明,由于穿刺部位上移, 皮下组织丰富,避免了对神经末梢和血管的刺激,改良桡动脉穿刺部位可缩短操作时间,降 低定位误差,降低患者疼痛,提高一次性穿刺成功率。

三、桡动脉采血穿刺方法

1. **斜刺** 逆动脉血流方向穿刺,角度与皮肤表面呈 45°～60° 角,用已消毒的手指触桡 动脉搏动的准确位置,在示指下的动脉搏动处进针,或以桡骨茎突为基点,向尺侧移动 1 cm, 再向肘的方向移动 0.5 cm 为穿刺点,桡动脉在该部位的分支较少,走行较直且相对表浅。

2. **直刺** 采桡动脉血时,示指、中指在桡动脉搏动最明显处纵向两侧相距约 1 cm 固定 桡动脉,示指、中指都能摸到桡动脉的搏动,中间是搏动最明显处,采血针在中间垂直进针 0.5～1.0 cm,见回血后固定针头,抽足所需血量后拔针。针头进入动脉后常引起血管收缩, 不能即刻见回血,需稍等片刻方可见回血,不要急于进退针头,以免造成穿刺失败。拔针后 局部用无菌棉签按压 10 分钟。

采血成功后,应及时查看样本有无气泡,若有,应立即排除气泡后用针帽或胶塞把针头 堵塞住,防止空气进入,并应立即摇匀样本,在手掌滚动以便血样和针管内的肝素抗凝剂充 分混合,接着来回按顺时针方向,摇晃注射器,也可以帮助血液和抗凝剂的混合。

四、桡动脉采血流程

根据 WHO 指南,桡动脉采血流程如下:

1. 患者准备,采血人员介绍自己并询问患者全名。

2. 根据病情取平卧或半卧位,如果患者位置需要改变,请护士帮忙调整以便患者更舒适。如果患者握紧拳头、屏住呼吸或大哭,这可能会改变他们的呼吸进而影响检测结果。

3. 将腕部伸直或外展掌心向上,手自然放松,放在毛巾卷上并保持过伸位(手臂抬高 10 cm),略向外展。手指掌面向下压,使手掌背曲呈反弓状。

4. 通过 Allen 试验固定桡动脉位置获取更好的血流。如果固定桡动脉的 Allen 试验失败,则应在另一只手重复。一旦桡动脉位置确定,应做好解剖学标记以便能够再次找到这个位置。为了能再次触诊这个位置,应戴上无菌手套。

5. 执行手卫生,清理床头工作区域,准备耗材。如果预计有血液暴露,建议戴上不透水的袖套或围裙,并进行面部保护。

6. 用 70% 乙醇消毒采样区域,自然晾干。

7. 如果针和注射器没有提前装好,则应该将针与肝素抗凝注射器装好,根据当地实验室要求推动注射器达到要求的刻度。

8. 像执镖一样握住注射器和针头,用示指再次固定桡动脉,告诉患者皮肤即将被刺穿;然后在示指远端约 1 cm 处 45° 角进针,注意避免污染进针区域的皮肤。

9. 将针推进桡动脉直到出现血液回流,然后将让血液流至注射器的刻度,不要拉回注射器栓塞。

10. 拔出针和注射器,用干净、干燥的纱布或棉絮按压采血部位止血,2～3 分钟后检查是否还有出血。血压高或凝血功能紊乱或使用抗凝剂的患者应该监测 5 分钟或更久。

11. 在把针放在冰盒前,要激活安全针装置覆盖针头,如果没有安全装置,单手拔出针后重新盖上针头。

12. 移除气泡,盖上注射器,轻轻颠倒混匀样本。盖紧注射器避免动脉血样本与空气接触,也避免在运输至实验室的过程中泄漏。

13. 标记好动脉样本。

14. 妥善处理所有采血耗材及个人防护设备。

15. 脱去手套并用肥皂和水充分洗手,用一次性纸巾擦干,或者用乙醇消毒。

16. 再次检查患者穿刺部位,如果有必要再按压一会,感谢患者的配合。

17. 迅速将样本转运至实验室,进行实验室处理流程。

注:

Allen 试验:检查手部的血液供应,桡动脉与尺动脉之间的吻合情况。过程如下:①将患者手腕置于卷起的布垫或沙袋上,手掌向上,用力握紧拳约 1 分钟;②检查者用手指在腕部用力压迫桡动脉,使其停止搏动;③ 数秒后患者伸展手指,观察手指与手掌颜色恢复情况。7 秒内变红,说明尺动脉侧支代偿供血良好;8～14 秒变红为可疑;＞14 秒变红为异常。

改良 Allen 试验:20 世纪 50 年代初,Wright 在传统 Allen 试验基础上提出了改良 Allen 试验方法,以更方便评价手掌双侧血供。改良 Allen 试验做法:同时压迫受检者一侧尺动脉和桡动脉,举手过心脏水平后(以防止手臂静脉瓣功能不全造成 Allen 试验假阳性结果),患者做伸握拳动作至鱼际肌红色消退,放开尺动脉压迫,观察手掌部颜色由白变红时间。恢复时间 10 秒内以内,表明尺动脉畅通和掌弓循环良好,Allen 试验阳性;反之尺动脉可能堵塞或掌弓循环欠佳,Allen 试验阴性。此种方法大大简化了传统操作,但是它也存在一些问题:如手掌松开时手掌过伸,可能会引起掌弓循环血供减少,造成 Allen 试验"假阴性";另外压迫尺动脉可能会在动脉减压后引起短暂的反射性扩张所造成 Allen 试验"假阳性"。一般认为:5 秒内变红,尺动脉侧支代偿供血良好;6～15 秒变红为可疑;>15 秒变红为异常。如果手指与手掌颜色在 5～15 秒内变红,认为 Allen 试验正常,即 Allen 试验阳性;如果手指与手掌颜色在 5～15 秒内未变红,认为 Allen 试验异常,即 Allen 试验阴性,提示该侧尺动脉不足以保障该侧手部血供,该侧桡动脉不宜进行穿刺或置管。

五、桡动脉采血疑难及预防措施

动脉采血的过程中会遇到一些疑难问题,以下列举了一些可能出现的症状及预防措施。

1. 穿刺前应评估近端动脉搏动以证实没有血栓形成,确定穿刺部位是操作成功的关键,末梢循环不良时,应更换穿刺部位。

2. 动脉痉挛或动脉的不规则收缩可以通过帮助患者放松来预防,如向患者解释这个过程并将其置于舒适的环境中。

3. 血肿或失血过多可以通过用血管近端作为穿刺部位并在采血后立即止血预防。由于动脉血压力较高,需要采取比静脉采血更久的按压,并密切监测直到止血。

4. 神经损伤可以通过选择合适的采样部位,避免改变针的方向来避免。

5. 昏迷或血管迷走神经反应可以让患者在采血前平躺并抬高双脚。需要动脉采血的患者一般都是住院或急诊患者,很多在采血前已经躺在医院病床上。儿童患者如果平躺的话,多半会失控并挣扎,往往建议孩子坐在家长的腿上以便于安抚。

6. 其他,包括血压降低,头晕,出汗或苍白,进一步可导致意识丧失。

7. 另外,对动脉血样本的不合理采集和处理会导致错误的结果,包括:样本中混有空气、样本来源为静脉、肝素抗凝剂比例不合适或采集后不合理混匀、样本运输滞后等。

第四节　肱动脉采血

一、肱动脉介绍

腋动脉在背阔肌下缘易名为肱动脉(brachial artery),在臂部伴正中神经行于肱二头肌内侧沟,肱动脉上段居于正中神经内侧,继则经正中神经的后方转到其外侧,经肱二头肌腱膜深面至肘窝,在桡骨颈高度分为桡动脉和尺动脉。肱动脉在肘窝位置表浅,能清楚地摸到脉搏搏动,临床上常作为测量血压的听诊部位。肱动脉的主要分支有:①肱深动脉(deep brachial artery)在大圆肌下缘的稍下方起于肱动脉后内壁,与桡神经一起经肱三头肌内侧头和外侧头之间转入臂后区的桡神经沟中。肱骨中部骨折时,易损伤肱深动脉和桡神经。②尺侧上副动脉(superior ulnar collateral artery)在肱深动脉起点稍下方自肱动脉发出,伴随尺神经穿过内侧肌间隔行向内上髁背侧面,与尺侧返动脉和尺侧下副动脉吻合。③尺侧下副动脉(inferior ulnar collateral artery)在肱骨内上髁上方3~4 cm处起于肱动脉,分布于内上髁的前、后面,参与肘关节动脉网的构成。

二、肱动脉采血体位及部位

肱动脉是腋动脉的延续,在大圆肌肌腱下缘续于腋动脉,止于肘下1 cm处。肱动脉沿上臂肱二头肌内侧沟下行,在肱骨的内侧,逐渐移至肱骨的前方,行至肘窝,平桡骨颈高度分为桡动脉和尺动脉。肱动脉处也是动脉采血的常用部位,且更适用于大体积血量的采集。较桡动脉而言,肱动脉位置更深,周围肌肉和结缔组织更多,因此,采血更为困难,建议将手臂抬高以增加血压利于采血。当桡动脉因输液、畸形、瘢痕或外固定等不能使用时可选用肱动脉采血。肱动脉在肘窝位置表浅,能清楚地摸到搏动。穿刺点选择在肱二头肌内侧肱动脉搏动最明显处,或以肘横纹为横轴,肱动脉搏动为纵轴交叉点上0.5 cm为穿刺点。

三、肱动脉采血穿刺方法

1. 患者仰卧,手臂伸直并外展,掌心朝上,肘关节过伸并轻度外旋,以肘部皮肤皱褶稍上方肱动脉搏动最强处为穿刺点,摸其搏动,用指甲轻轻划痕定位后盲穿,但这种盲法采血,容易失败,增加了患者的痛苦。

2. 患者仰卧或侧卧,一侧上肢伸平外展手掌向上,充分暴露肱动脉穿刺位置,左手固定肘部皮肤及皮下脂肪,右手指触摸肘部内侧可摸到明显搏动,沿搏动下缘0.5 cm处30°角进针,进针约2/3,见回血后固定针头,抽足所需血量,立即拔针,用无菌干棉球压迫止血5 min。

3. 患者仰卧或侧卧,充分暴露肱动脉穿刺位置,右手示指在肘横纹线上内侧1/3处触摸肱动脉的搏动点,可用指甲稍用力做一压痕,确定穿刺点,即以肘横纹为横轴,肱动脉为纵轴的交叉点±0.5 cm处为采血。在穿刺点周围绷紧皮肤,常规消毒皮肤,以20°~40°角快速刺破皮肤进针后,斜行缓慢推进。见回血后即停止进针(针头一般进入1/2至2/3),抽取所需的血量后,穿刺部位用带胶布的棉签按压穿刺点5~10分钟,对于有出血倾向,凝血功能不佳的患儿应延长压迫时间。

根据报道,直接目测据肘窝0.5 cm肘横纹处是肱动脉最佳进针点,成功率几乎百分百,是肱动脉采血的好方法。

四、肱动脉采血流程

1. **采血器准备**　采集动脉血气样本之前，如使用专业动脉采血器，先把动脉采血器的针栓推到底然后再拉回到预设位置，成人及儿童采血量应大于 1 ml，新生儿采血量应为 0.5～1 ml。

2. **采血准备**　患者手臂完全伸展并转动手腕，手心向上。必要时肘关节下可以使用毛巾卷或小枕头，以使患者手臂进一步舒适伸直和帮助肢体定位。

3. **穿刺点确定**　以肘横纹为横轴，肱动脉搏动为纵轴交叉点上 0.5 cm 为穿刺点。

4. **消毒**　以穿刺点为中心，常规消毒采血点 5 cm 以上区域皮肤 2 次，自然风干。

5. **穿刺采血**　执笔式持动脉采血器，针头斜面逆血流方向与皮肤呈 90° 角缓慢刺入。见血后停止进针，待动脉血自动充盈至预设位置后拔针。

6. **按压止血**　用无菌纱布或棉签尽可能在肱骨上按压动脉 3～5 分钟止血。凝血困难的患者应适当延长按压时间，以穿刺点不再出血为准。

7. **排气**　如存在气泡，应翻转采血器，以纱布遮挡采血器上端，缓慢排出气泡。

8. **样本处理**　拔针后第一时间单手完成动脉采血器安全防护操作，将封闭后的利器部分单手弃至锐器盒中。封闭样本，第一时间轻柔完成抗凝动作。

五、肱动脉采血注意事项

与桡动脉相比，肱动脉触及困难且缺乏侧支循环，因此，不推荐婴幼儿和儿童使用。肱动脉在肌肉和结缔组织中位置较深、没有硬筋膜和骨骼支撑，可能非常难于触及，穿刺相对困难；由于处于软组织深部、缺乏支撑，穿刺部位压迫止血比较困难，形成血肿的概率大于桡动脉。

第五节　股动脉采血

一、股动脉介绍

股动脉（femoral artery），是髂外动脉的直接延续，起自腹股沟韧带中点的后方，穿血管腔隙进入股三角，由股三角尖端向下进入收肌管，穿收肌腱裂孔至腘窝，移行为腘动脉。股动脉在血管腔隙的部分，位于股静脉与髂耻骨梳韧带之间，与静脉之间通过结缔组织间隔，并被包于一个共同的血管鞘中。

股动脉在股三角内，起始段约 3～4 cm，外径较粗，可达 9.0 mm，股动脉的这一部分位置较浅，位于卵圆窝镰状缘的深侧，在卵圆窝镰状缘的表面尚有腹股沟浅淋巴结、旋髂浅静脉及腹股沟神经分布。靠近股三角尖处,股内侧皮神经从外侧向内侧跨过股动脉,隐神经在动脉外侧进入收肌管。在股动脉后面,从外侧向内侧依次和腰大肌腱、耻骨肌、长收肌相邻。股动脉的外侧为股神经。股静脉在股三角上部位于股动脉的内侧,在下部则转至股动脉的后面。股动脉在收肌管的部分,其前面被收肌管前壁(腱性部分)及缝匠肌覆盖,前外侧有股内侧肌,后面与长收肌和大收肌相接,隐神经初居股动脉的外侧,继而越其前方至内侧,股静脉在收肌管的上部,位于动脉的后面至下外转向其外侧。在髋关节和膝关节屈曲并外旋与外展状态下,自前上棘至耻骨联合连线的中点,向内下至股骨内上髁的连线,此线的上 2/3 的部分,即为股动脉的体表投影。

二、股动脉采血体位及部位

股动脉是下肢动脉的主干,位于腹股沟浅表部位,由髂外动脉延续而来,在腹股沟韧带中点的深面入股三角。在股三角内,股动脉先位于股静脉的外侧,逐渐从外侧跨到股静脉的前方,下行入收肌管,再穿收肌腱裂孔至腘窝,易名腘动脉。在腹股沟韧带下内方,股动脉易于触及和穿刺。在大腿稍屈和外展外旋位置时,由腹股沟中点到内收肌结节绘一直线,该线的上 2/3 是股动脉的表面投影线。股动脉在腹股沟中点处位置表浅,可摸到搏动,是临床上急救压迫止血和进行穿刺的部位。穿刺点在腹股沟韧带中点下方 1～2 cm 或耻骨结节与髂前上棘连线的中点股动脉搏动最明显处。

桡动脉、肱动脉不可使用或者穿刺失败时可选用股动脉。新生儿髋关节、股静脉和股神经的位置与股动脉非常接近,穿刺更易对这些结构产生伤害,属于禁忌证。而在较大年龄的婴幼儿股动脉穿刺是相对容易和安全,但仍作为最后选择。由于股动脉与静脉相邻,容易误抽静脉,不易压迫止血,反复穿刺易形成瘢痕组织,影响下肢血流,且易形成血肿,要求压迫时间至少 10 分钟。

三、股动脉采血穿刺方法

1. 股动脉穿刺点位于腹股沟韧带中点下方 1～2 cm 或耻骨结节与髂前上棘连线的中点股动脉搏动最明显处。

2. 患者仰卧位,下肢微屈略外展外旋,充分暴露穿刺部位。

3. 穿刺部位及操作者左手示指、中指前端进行常规皮肤消毒。

4. 操作者左手中指、示指沿股动脉走向固定于搏动最强处,可触及动脉搏动,两指沿股动脉走向略分开 0.5～1 cm,在两指之间垂直进针。

四、股动脉采血流程

1. **采血器准备** 采集动脉血气样本之前,如使用专业动脉采血器,先把动脉采血器的针栓推到底然后再拉回到预设位置,成人及儿童采血量应大于 1 ml,新生儿采血量应为 0.5～1 ml。

2. 采血准备 采取适当措施(如屏风)遮挡,嘱患者脱去内裤。患者应当平卧伸直双腿。或将穿刺一侧大腿稍向外展外旋,小腿屈曲成 90° 角,呈蛙式。

3. 穿刺点确定 穿刺点在腹股沟韧带中点下方 1～2 cm 或耻骨结节与髂前上棘连线的中点股动脉搏动最明显处。

4. 消毒 以穿刺点为中心,消毒面积应在 8 cm×10 cm 以上 2 次,自然风干,必要时应剃除穿刺部位的阴毛。

5. 穿刺采血 以搏动点最明显处为穿刺点,示指、中指放在股动脉两侧,然后触按动脉的示指、中指沿动脉走向分开约 2 cm 固定血管。在示指与中指之间中点,穿刺针头与皮肤垂直或 45° 角逆血流方向进针。见回血后停止进针,动脉血充盈针管至预设位置后拔针。

6. 按压止血 穿刺后用无菌纱布和棉签加压按压 3～5 分钟以上,直至止血。止血困难时延长按压时间,以确保止血。

7. 排气 如存在气泡,应翻转采血器,以纱布遮挡采血器上端,缓慢排出气泡。

8. 样本处理 拔针后第一时间单手完成动脉采血器安全防护操作,将封闭后的利器部分单手弃至锐器盒中;封闭样本,第一时间轻柔完成抗凝动作。

五、股动脉采血注意事项

股动脉通常是临床动脉采血实践中最后选择的部位。其优点是:股动脉管径粗大、搏动感强、易于穿刺。股动脉穿刺的缺点在于股动脉缺乏腿部侧支循环,股动脉损伤可影响患者下肢远端的血供。股动脉压力较大,难以按压止血,易发生假性动脉瘤,造成出血、血栓风险。股动脉穿刺部位有阴毛,消毒操作困难,如果穿刺部位消毒不彻底容易引起感染。股动脉周围有股静脉和股神经,操作不慎可损伤股神经、股静脉,且易造成静脉血误采。

第六节 足背动脉采血

一、足背动脉介绍

足背动脉(dorsalis pedis)系胫前动脉的延续部分,自内、外踝连线的中点稍下方(踝关节前面)起,在足背的趾长伸肌腱与长伸肌腱之间前行。此动脉在足背的内侧(位置浅表,很易触知,为一摸脉点),走向第 1 跖骨间隙分为两个终支:一支为足底深支,从第 1 跖骨间隙穿向足底,与足底外侧动脉构成足底弓;另一支弓形向外至足背的外缘称为弓形动脉,由弓向远侧发出 4 个分支,行于各跖骨间隙内,向前分布各趾的相对面,且与足底弓所发出的相应分支吻合,血栓闭塞性脉管炎常发生在此动脉,尤其是伸向趾端的分支更易发生。

足背动脉为胫前动脉的延续,第1跖骨背动脉分出趾背动脉,分布于姆趾的内侧和姆趾与第2趾的相对缘。足底深支穿第1跖骨间隙至足底,与足底外侧动脉吻合成足底动脉弓。足背动脉沿途还发出跗内、外侧动脉和弓形动脉。前者分布于跗骨及跗骨间关节,并参加踝关节动脉网的组成,后者从第1、2跗跖关节处自足背动脉发出,呈弓状在趾长、短伸肌腱的深面外行,末端与跗外动脉相吻合。从弓的凸侧发出第2～4跖背动脉,沿第2～4跖骨间隙向前行,至趾的基底部又各分为二条趾背动脉,分布于第2～5趾的相对缘。

二、足背动脉采血体位及部位

胫前动脉经过小腿横韧带深面向下行于踝关节前面,在两踝连线以下,改名为足背动脉,其外径为2.5 mm。向下行于第1跖骨间隙,内、外踝连线中点至第1跖骨间隙近端连线,即为足背动脉行径的体表投影。

按照足背动脉来源将其分为三种类型:

Ⅰ型:为胫前动脉的直接延续,约占94.9%;

Ⅱ型:由增粗的腓动脉穿支形成,约占3.4%;

Ⅲ型:由胫前动脉和腓动脉穿支汇合而成,约占1.7%。

足背动脉按形态可分为6种类型:

(1)正常型:即足背动脉正常走行,占59%;

(2)弓型:占23%,其中粗弓型占6%,细弓型占17%;

(3)偏外型:占7.5%,多由腓动脉穿支形成;

(4)偏内型:占3.5%,在近足背内缘走行;

(5)纤细型:占6.5%;

(6)缺如型:占0.5%。

由于足背动脉较细且神经末梢丰富,一般作为以上两种动脉不能使用或穿刺失败时的选择。足背动脉位置表浅,探寻容易,穿刺定位一般在足背内、外踝连线中点动脉搏动最强处。

三、足背动脉采血穿刺方法

足背动脉位于足背最高处,内、外踝最突点连线的中点。可用触摸法进行穿刺,触摸到足背动脉搏动的最强处,穿刺点在此处的下方0.5～1 cm处,第1跖骨间隙内。

足背动脉位置表浅,固定,不易于滑动,皮下组织较少,易于穿刺且一次性穿刺成功率高,即使穿刺失败也不易形成血肿。足背动脉穿刺暴露少,易于新生儿保暖。而下肢水肿和末梢循环不好的患儿不宜进行足背动脉穿刺。除此之外,患儿下肢活动度较大,对于较肥胖的新生儿挣扎哭闹时,不易于固定,并且与神经伴行,易损伤神经。

四、足背动脉采血流程

1. **采血器准备**　采集动脉血气样本之前,如使用专业动脉采血器,先把动脉采血器的针栓推到底然后再拉回到预设位置,成人及儿童采血量应大于 1 ml,新生儿采血量应为 0.5～1 ml。

2. **采血准备**　患者足背过伸绷紧。

3. **穿刺点确定**　示指在内、外踝连线中点触及动脉搏动最明显处为穿刺点。

4. **消毒**　消毒穿刺点与操作者与采血点接触的示指,以穿刺点为中心,常规消毒采血点 5 cm 以上区域皮肤 2 次,自然风干。

5. **穿刺采血**　用已消毒的示指触足背动脉的准确位置,使动脉恰在示指的下方,以持笔式持采血器,针头斜面逆动脉血流方向,针头与皮肤表面呈 45°～60° 角缓慢进针,见回血停止进针,血液充盈采血器至预设位置后拔针。

6. **按压止血**　用无菌纱布或棉签按压动脉 3～5 分钟以上止血,止血困难时延长按压时间。

7. **排气**　如存在气泡,应翻转采血器,以纱布遮挡采血器上端,缓慢排出气泡。

8. **样本处理**　拔针后第一时间单手完成动脉采血器安全防护操作,将封闭后的利器部分单手弃至锐器盒中。

9. **样本处理**　封闭样本,第一时间轻柔完成抗凝动作。

第七节　头皮动脉采血

头皮动脉可选择颞部或颞顶部区域的动脉,主要为颞浅动脉及其分支。颞浅动脉系颈外动脉分支,血管相对较粗且直,在外耳门前上方上行,越颧弓至颞部皮下,头部皮肤薄,皮下脂肪比较少,血管丰富,在外耳门前方颧弓根部可触及其搏动。头皮动脉比伴行静脉隆起,外观呈肤色或淡红色,有搏动,管壁厚,不易压瘪,血管易滑动。解剖穿刺定位头皮动脉可选择颞部及颞顶部区域内的动脉,主要为颞浅动脉及其在颅侧面的分支。颞浅动脉位置表浅,皮下组织浅薄,血管较粗大,血管突起可见其走向,甚至可以看到动脉搏动,且没有相应神经伴行,不易误伤。除此之外暴露较少,易于新生儿保暖,头部体积较大,易于固定,按压止血方便,不易形成血肿。但颞浅动脉采血受到实际客观因素的限制,如颅内出血、使用头罩输氧、使用呼吸机辅助呼吸及温箱内不宜搬动的患儿不适宜采用。

可用触摸法进行穿刺,颞浅动脉在外耳门前方颧弓根部可触其搏动,沿搏动点延伸近心端或远心端 1～2 cm 处即为穿刺部位。当摸不到搏动时,可用十字连线法,眉梢与耳轮前上端连一水平线,在耳轮前上端内侧约 1 cm 处作该线的垂线,交汇点作为穿刺部位。部分新生儿穿刺前需剔除局部毛发。

头皮动脉比伴行静脉隆起,外观呈肤色或淡红色,有搏动,管壁厚,不易压瘪,血管易滑动。少数隆起不明显但能触及搏动,以动脉搏动最明显处为穿刺点。

成人及儿童采血量应大于 1 ml,新生儿采血量应为 0.5～1 ml,剃净患儿头部预穿刺部位毛发,用左手示指触摸颞浅动脉搏动最明显处为穿刺点,消毒穿刺点与操作者与采血点接触示指,以穿刺点为中心常规消毒皮肤面积直径为 10 cm 以上 2 次,自然风干,用 5.5 号头皮针连接 1 ml 动脉血气针或注射器,示指触摸搏动最明显动脉,于示指下方针头斜面向上,针头与皮肤呈 30°～45° 角穿刺动脉,待动脉血流至采血器预设位置时,拔出针头,用无菌纱布或棉签按压动脉 3～5 分钟以上止血,止血困难时延长按压时间。如存在气泡,应翻转采血器,以纱布遮挡采血器上端,缓慢排出气泡,拔针后第一时间单手完成动脉采血器安全防护操作,将封闭后的利器部分单手弃至锐器盒中,封闭样本,第一时间轻柔完成抗凝动作。

第八节　胫后动脉采血

胫后动脉为腘动脉的直接延续。在腘肌下缘分出后,向下行于小腿屈肌浅、深两层之间,经内踝后方,通过屈肌支持带深面转入足底,分为足底内侧动脉和足底外侧动脉两个终支。胫后动脉位置表浅,在内踝与足跟内侧之间连线的中点垂直向下处可触及搏动,在触及搏动点下方 0.5～1 cm 处即为穿刺点。早产儿及较瘦小的新生儿可在体表相应部位看到该血管。以穿刺点为中心,用安尔碘消毒皮肤 2 遍,直径大于 5 cm,将 5.5 号头皮针连接相应采血管,消毒干后左手固定并绷紧皮肤,右手持头皮针,针尖斜面向上,在穿刺点处沿血管走向刺入皮肤,进针角度应根据患儿胖瘦等情况加以调整,一般进针角度为 15°～20°,如不见回血,可慢慢后退头皮针,稍移动针头的方向和深度再慢慢进针,见鲜血流出后穿刺成功,抽到目标血量后迅速拔针,用无菌干棉球按压穿刺点 5～10 分钟至不出血为止。

新生儿胫后动脉位置表浅,皮下脂肪少,血管管径较大,易触摸,同时,穿刺处渗血少,止血容易,不易造成穿刺处青紫,按压时间较短,提高了护士的工作效率。在压迫止血时,局部仍有胫前动脉为其供血,对于足部组织供血没有影响,并且胫后动脉穿刺暴露少,可一人操作,易于新生儿保暖。有研究表明胫后动脉穿刺成功率高,即使穿刺失败也不易形成血肿,增加了新生儿的采血渠道,但胫后动脉常与静脉和神经伴行,因此,穿刺时要准确定位,不宜反复穿刺,避免损伤神经和血管。

第九节　导管采血

导管采血时,留置导管常放置在桡动脉或足背动脉处,动脉留置导管是在单一穿刺部位采集系列血气样本的有效途径。桡动脉是最常用的动脉穿刺部位,桡动脉穿刺置管前需常规进行 Allen 试验,通常选用左侧桡动脉。此外,肱、尺、股、足背和颞浅动脉均可采用。

一、封闭式动脉留置导管取血

1. **采血器准备**　使用专业动脉采血器采集动脉血,先把动脉采血器的针栓推到底然后再拉回到预设位置。

2. **采血准备**　在与动脉导管相连的三通阀门下方铺以无菌敷料或纱布。

3. **稀释血液移除**　消毒注射器接口后,在导管注射器接口上连接 10 ml 注射器,联通注射器与患者动脉端,抽出导管死腔体积 5~6 倍混合血液,关闭调节阀,移除注射器。

4. **样本采集**　在注射器接口连接动脉采血器,联通注射器与患者动脉端,待血液自动充盈至预设位置,关闭阀门,移除动脉采血器;

5. **动脉留置导管封管**　将装有肝素盐水针筒连接在注射器接口上,打开阀门朝向针筒位置,缓慢但连续通过阀门将溶液推入,冲洗管路,关闭阀门的注射器接口。

6. **排气**　如存在气泡,应翻转采血器,以纱布遮挡采血器上端,缓慢排出气泡。

7. **样本处理**　封闭样本,第一时间轻柔完成抗凝动作。

二、点滴式抗凝导管取血

1. **专业采血器预设**　使用专业动脉采血器采集动脉血,先把动脉采血器的针栓推到底然后再拉回到预设位置。

2. **采血准备**　在与动脉导管相连的三通阀门下方铺以无菌敷料或纱布;使用开放系统时,在三通阀门靠近患者一侧的接口上连接一支一次性液体用注射器;目前已有封闭系统面市,使用者可参考生产厂家的使用说明。

3. **稀释血液移除**　将阀门手柄转向压力袋,吸取阀门和管道之间容积 5~6 倍死腔量的稀释血液。由于管路长度有所不同,各医疗机构应确定吸取的稀释血液体积。

4. **样本采集**　连接动脉血气针或注射器,调节阀门联通患者端,动脉采血器自行充满血液。

5. **稀释血液处理**　如能够保证混合血液无污染风险,可回输混合血液。

6. **冲洗管路**　调节阀门,连接患者与盐水袋,用肝素生理盐水肝素浓度 2~5 IU/ml,或生理盐水,或其他适宜的冲洗液冲洗导管、阀门及接口,以保证管道系统通畅。压力袋应充气膨胀并随时保持 300 mmHg 压力。冲洗系统应保持 1～3 ml/h 的流速以保证导管开放性，一般保留 3～4 天应拔出测压套管。

7. **排气** 如存在气泡，应翻转采血器，以纱布遮挡采血器上端，缓慢排出气泡。

8. **样本处理** 封闭样本，第一时间轻柔完成抗凝动作。

第十节 动脉采血的质量控制

一、样本的运送与接收

1. 样本运送

（1）防止溶血：样本溶血通常发生在抽吸采血，过力弹击管壁排气，敲打混匀，运送过程振摇时发生。

（2）样本运输：抽取样本后立即送检，常温 10 分钟内检测，条件不充足下，30 分钟内必须送检。如有乳酸必须在 15 分钟内上机检测，如需远程运输或者外院检测，0～4℃冰水冷藏运输，避免冰块等局部冷冻运输。

2. 样本接收 检测申请单应随样本运送，包括唯一的样本识别号、样本采集日期和时间以及要求的其他信息。通过实验室信息系统记录样本采集及接收时间。

二、动脉穿刺常见并发症及处理方案

1. **血管迷走神经反应** 当出现血管迷走神经反应时，患者可能会发生晕厥或失去意识，此时应尽快通知医生，尽可能让患者平躺或在患者坐立时放低其手臂并松开扣紧的衣物。

2. **动脉痉挛** 疼痛或焦虑刺激下动脉会产生反射性收缩，虽是一过性的，也可能导致无法采血，患者可能出现循环障碍、患肢供血不足、皮肤温度下降等情况，需积极采取相应措施。如果穿刺针头确定在血管内，可暂停抽血，待血流量渐进增加后，再行抽血，避免反复穿刺。若穿刺未成功，则拔针暂停穿刺，热敷局部血管，待痉挛解除后再行动脉穿刺。

3. **血肿** 由于动脉血压比静脉血压高，穿刺部位容易出现血液渗出。另外，动脉壁上的弹性组织更容易使穿刺孔闭合，而随着年龄增大和某些疾病状态下，弹性组织减少，因此老年人出现血肿的概率较大。直径越大的针头，穿刺孔的直径也就越大，血液渗出的概率更高，接受抗凝药物治疗的患者或严重凝血障碍的患者中出现血肿或外部出血的风险较高（如肝病末期、肿瘤）。

穿刺者应加强穿刺基本功，掌握穿刺技能，如血肿轻微，应观察肿胀范围有无扩展，若肿胀局限，不影响血流时，可暂停特殊处理。如肿胀加剧或血流量小于 100 ml/min 应立即按压穿刺点并同时用硫酸镁湿敷,压迫止血无效可加压包扎。

4. 血栓或栓塞 针头或导管在动脉内放置一段时间后容易出现血栓或栓塞,在血管内膜受损时容易出现血栓,血栓可逐渐增大直至完全阻塞血管内腔和针头。动脉血管发生血栓造成阻塞的概率与导管直径以及插管时间呈正相关性,与动脉的直径和动脉血流速度呈负相关性。

动脉和静脉中均有可能形成血栓,但动脉血栓后果相对比较严重,用于静脉穿刺的浅表静脉常具有足够的侧支循环而动脉则不具备,远端栓塞有可能是血栓造成的。侧支循环是采血过程安全性的决定因素,应作为动脉穿刺部位选择时优先考虑的因素。为预防血栓形成,应减少同一穿刺点的穿刺次数。拔针后,压迫穿刺点的力度要适中,应做到伤口既不渗血,动脉血流又保持通畅,压迫时指腹仍有动脉搏动为宜。若血栓形成可静脉插管行尿激酶溶栓治疗。

5. 感染 多是由于没有严格执行无菌操作所致,穿刺前认真选择血管,避免在有皮肤感染的部位穿刺,穿刺时需严格遵守无菌原则,遵守操作规范,所使用的穿刺针、导丝、导管均应严格消毒,确保无菌;穿刺时怀疑有污染应立即更换,穿刺点皮肤每日用碘伏消毒并更换无菌敷料。动脉插管患者,病情稳定后应尽快拔出动脉插管;如怀疑存在导管感染应立即拔出导管并送检;拔出导管时,穿刺部位需严格消毒,切实压迫止血后,用无菌纱布覆盖,弹力绷带包扎;已发生感染者,除对症处理外,还应根据医嘱使用抗生素抗感染。

6. 动脉留置导管并发症 主要并发症包括导管堵塞、导管脱落、血管痉挛、感染、局部出血、血肿或假性动脉瘤形成。为减少动脉留置针对动脉造成的损伤,建议动脉导管留置时间最好不超过 96 小时,经常用肝素盐水冲洗动脉(或用肝素盐水加压至 300 mmHg 持续冲洗),动脉放置导管一般保留 3~4 天应拔除测压套管,术后如发现局部有炎症表现时,应及时拔除。

三、采血人员安全防护

在采血过程中,传染性因子的主要传播途径是接触传播,接触可以是直接接触,如生物学物质飞溅到皮肤和黏膜上、锐器伤等,也可以是间接接触,如皮肤与污染表面接触、破损的黏膜或皮肤与污染的手接触等,另一种可能的传染形式是吸入气溶胶,在样本准备过程中也能形成气溶胶。

为加强采血人员的安全保障,应加强医护人员职业安全教育,提高自我防护意识,掌握正确的防护技术,完善防护装备,建立职业危害报告、监测、治疗体系,将职业危害降到最低。

1. **个人防护装备** 个人防护装备见如下 7 个方面:

(1)在采集样本时,采血人员应穿防滑、舒适的鞋子,以便降低发生意外的风险。

（2）采血人员应着防护服。

（3）采血人员应该在采血过程中始终戴手套，一旦被生物材料污染必须立即更换手套。乳胶手套尽管不能避免针头造成的机械损伤，但是可以在很大程度上减少皮肤与血液的接触，必要时洗手并更换手套。

（4）佩戴手套的时候不要触摸日常物品，如电话、门把手、眼镜、杯子等。

（5）废弃的手套应丢弃在黄色医疗垃圾箱内，不要丢弃于生活垃圾箱里。

（6）如果预期可能有大量出血时应戴上口罩、面部遮护用具及眼部防护用品。

（7）采血人员须使用安全的采血装置，采完血后应将整个装置一起弃置于视野范围内、伸手可及的锐器容器中。杜绝用双手对使用过的针头进行回套或拆卸装置等危险动作。

2. 样本采集区的预防措施 样本采集区的预防措施有利于提高采血的安全性。

（1）立即消毒污染区；

（2）任何有关传染性样本的意外情况需要向直接主管领导汇报；

（3）样本采集区仅能用于样本采集，只有患者和采血人员可在该区内。必要时，患者同伴可进入样本采集区协助采血。

3. 职业暴露防护 采血一般使用较大的中空针头穿刺进入血管内采集血液，针头可能携带大量血液，一旦发生意外针刺事件，可能比其他锐器更容易传播 HIV、HBV、HCV 及其他血源性传播疾病，采取职业暴露防护措施对于采血人员的安全尤为关键。

（1）建立与职业暴露有关的感染管理制度、消毒隔离制度、安全工作制度等，最大限度地杀灭工作中的感染性病原体、减少病原体与工作人员的接触机会。

（2）提高对职业防护的认识，开展宣传教育。采血岗位是感染医源性疾病的高危岗位，采血人员要熟悉血源性感染及预防知识，充分了解职业暴露的危害性，同时又要消除采血人员的恐惧心理，正确对待职业暴露，增强防护意识，加强无菌理念。

（3）开展锐器伤害及血液意外职业暴露监督机制以便识别出可预防的危险因素。

（4）建立员工的健康档案，提供主动和被动免疫。

（5）应对发生职业暴露的采血人员启动暴露后预防措施。

（6）采血人员被针头刺伤后，健康侧手立即从近心端向远心端挤压受损部位，使污染部位的血液充分排出，减少污染的程度，同时用大量流水冲洗后，用 75% 乙醇或其他皮肤消毒剂进行医疗处理。

（7）评估潜在暴露源。

（8）采血人员发生 HBV 暴露后的反应取决于其免疫状态，由其是否有乙肝病毒疫苗接种史和接种后 1~2 个月的接种反应决定暴露后是否有感染风险。

（9）采血人员发生 HIV 暴露后的预防包括咨询、知情同意的 HIV 检查，以及基于风险评估而提供的抗逆转录药物的短期疗程（28 天）治疗，同时还需提供随访跟踪和帮助。以发生暴露时 HIV 抗体测试作为基准线, 在暴露后 6～12 周和 6 个月时进行重复测试, 如果该个体产生 HIV 抗体, 应该向其提供治疗、护理和支持。抗逆转录药物一定要在发生暴露后的 72 小时内立即使用。

（10）采血人员发生 HCV 职业暴露后需及时追踪检验结果, 建议暴露后 3～4 周检测血清 HCV RNA, 以早期明确诊断。

（11）意外的暴露事件和有关的具体信息应记录在登记表上并向上级领导报告。

四、人员培训

采血人员的培训应至少包括（但不局限于）以下方面：

（1）采血部位选择原则；

（2）动脉血采集操作（包括采血准备、血液采集与样本运送）；

（3）血气分析基础理论；

（4）常见并发症的预防与处理；

（5）血气分析样本制备质量控制；

（6）动脉采血操作建议由具备采血资格的医、护人员完成。

五、动脉采血做血气检测的影响因素和预防措施

动脉采血做血气检测的影响因素和预防措施见表 4-1。

表 4-1 血气分析的影响因素和预防措施

序号	影响因素	预防措施
1	采血操作不当：指采血时患者情况不稳定、患者处于吸氧状态、患者循环不良部位采血或患者输液侧采血等	采血前向患者做好解释, 力求在合适的采血部位, 一次穿刺成功, 必要时采用局部麻醉减轻患者痛苦
2	气泡影响：指采血过程中如果混有气泡, 应立即排出, 如果时间过长, 可能影响血气检测结果, 导致 pH、PO_2 升高, PCO_2 降低	发现气泡立即排出
3	抗凝剂影响：血气分析唯一抗凝剂是肝素钠, 对血气检测的影响主要是稀释, 进而影响 PCO_2 和 HCO_3^- 检测结果	将肝素钠与血液标本的比例控制在 1:20 以下并充分混匀, 否则将导致检测结果偏酸
4	样本溶血、凝血影响：凝血将导致仪器管道阻塞, 影响样本检测, 溶血导致 PO_2、PCO_2 升高, pH 降低	拒收
5	样本放置时间影响：体外 37℃保存, 每 10 分钟 PCO_2 增加 1 mmHg, pH 减少 0.01	立即送检, 不能及时送检时室温（25℃以下）不超过 20 分钟

序号	影响因素	预防措施
6	患者体温影响：患者体温高于 37℃，每增加 1℃，PO_2 增加 7.2%，PCO_2 增加 4.4%，pH 降低 0.015；体温低于 37℃ 时，对 PCO_2 和 pH 影响不大，对 PO_2 影响较大，体温每降低 1℃，PO_2 将降低 7.2%	动脉采血血气标本应注明患者实际体温
7	药物影响：有些药物由于成分和酸碱性不同影响血气检测结果，碳酸氢钠、利尿剂使 pH 升高，异烟肼、苯乙双胍、氯化铵使 pH 降低；尿激酶使 PCO_2 升高，盐酸哌替啶、异丙肾上腺素使 PO_2 降低	输注碱性药物、大量青霉素钠盐 30 分钟前采血，输注脂肪乳 12 小时后采血

（崔亚利　石　华）

主要参考文献

［1］World Health Organization. WHO guidelines on drawing blood: best practices in phlebotomy. Geneva, Switzerland: WHO, 2010.

［2］Clinical and Laboratory Standards Institute. GP43-A4 Procedures for the Collection of Arterial Blood Specimens; Approved Standard—Fourth Edinion.（2004-09）. https://webstore.ansi.org/ standards/clsi/clsigp43a4.

［3］周玉兰, 于春宇, 滕燕萍. 新生儿动脉采血的研究进展. 科学视界, 2017, 14（135）: 160.

［4］李红峰. 桡动脉穿刺置管术. 中国中西医结合急救杂志, 2022, 29（4）: 486.

第五章
末梢血采血流程

在我国,末梢血采血技术被大量应用于儿童以及成人采血,特别是在许多基层医疗单位,末梢血采血更是被广泛使用。但是,末梢血采血有其独有的局限性,绝不能直接等同于静脉采血,应该有与其匹配的技术适应证和禁忌证。虽然有着诸多局限,末梢血采血在部分特殊人群有着难以替代的地位,如新生儿,末梢血采血仍然是我们难以舍弃的技术。而在充分了解末梢血采血特征,明确其优缺点,掌握相关采血技术后,末梢血采血才能够被正确地运用到特定人群。因此,本章将就上述内容进行说明。

第一节　末梢血采血概述

一、末梢血的概念

末梢血是微动脉、微静脉以及细胞内外组织液的混合血,而三者混合的比例由采血的部位、局部循环充盈的程度、采血的手法等因素共同确定。末梢血一般包括耳垂血、指尖血和足跟血。

二、末梢血采血应用现状

(一)末梢血采血的适用性

除床旁采血(POCT)外,对于绝大部分需要采血完成血常规、电解质、胆红素等常规项目的患者而言,末梢血绝非首选的采血方式,不论是从临床需求的角度、实验室的角度,还是患者的角度,末梢血采血均有其难以弥补的缺陷。具体阐述如下:

1. 从临床需求的角度,代表性不佳　检验医学的质量水准体现在能否协助临床医生正确的评估患者的生理或者病理状态，并且最终帮助医生对患者进行正确的诊治。而从临床的需求出发，医生下达血常规、生化等常规检测医嘱的目的并非希望了解患者某一采血局部的状态，而是希望了解患者个体水平的，循环血液中的细胞或者其他成分的情况。从此点来看，采样标本是否具有代表性将直接影响检验质量的优劣。在检验标本代表性不足的情况下，无论后续检测多么准确，检验的质量也无法体现。

由此可见，即使是在末梢血标本采血合格的前提下，其标本的成分组成也决定了末梢血液标本的代表性是低于中心循环血液标本的，从满足临床医生实际需求的角度，末梢血采血并非血液标本采集的首选。

2. 从采样操作的角度，标准化困难　从实验室的角度，标准化的操作或检测流程是一贯的追求，而标准化的前提是能够识别以及控制各种不同的影响因素，而一项操作的影响因素越多，难以控制的因素越多，就越难以实现标准化，就越难以控制操作质量。相对于静脉血采血而言，末梢血采样的部位选择多，儿童患者局部皮肤情况个体差异大，取血操作情况复杂。因此，在某种程度而言，要在不同发育水平、不同皮肤厚度的患者间由不同的采血人员取得标准宽度以及深度的创口几乎是不可能的。

正是因为如此，有文献报道，由同一妇女左手和右手采集的末梢血血样得到的血红蛋白浓度存在很大差异，受试者间标准偏差为 8 g/L，相关性为 0.7；从同一个人不同手指采集的两个样本，其 Hb 浓度差异最大可能为 20 g/L。

由此可见，从实验室角度，基于实现标准化的难度较大，末梢血采血仍然并非血液标本采集的首选。

3. 从抗凝标本的角度，标本合格率低　末梢血采血是一类皮肤穿刺的技术，而只要皮肤出现破损，皮下胶原就会暴露，组织因子就会释放，凝血系统随之就可能被激活，鉴于末梢血采血的特殊流程，所有血液标本都会经过采血创口与胶原接触，再加上取血过程中可能存在的人为挤压导致组织因子大量释放，末梢血标本出现血小板激活，血小板聚集，甚至血凝块产生的概率远大于静脉血采血标本，这也是导致末梢血标本的合格率低于静脉血标本的主要原因之一。而皮肤穿刺直接取血的采样方式也决定了无论采集多么规范，末梢血一般也不能够作为凝血相关项目的检测标本。因此，从标本抗凝的角度，末梢血采样并非血液采集的首选。

4. 从患者的角度出发，体验性更差　体验性包括患者疼痛感、局部创伤和止血等多个方面。末梢血往往于指端采集，而手指是人体感觉最为灵敏的部位之一，指端分布大量的神经末梢，因此手指皮肤穿刺的疼痛感远高于肘部皮肤穿刺。然而，从疼痛的角度出发，新生儿、婴儿的痛觉较为迟钝，疼痛感对于此类采集人群的意义不大。

从创伤的角度，末梢血采集使用的针头与静脉血采集的穿刺针相比更为锋利，造成的皮肤创口更大更广，尤其在考虑挤压的情况下患儿更易受伤。因此在一次采集成功的情况下，静脉血采集对患儿的损伤更小。

从局部止血、保护的角度，末梢血采血因为创口较广，且手指是易于活动的部位，在儿童依从性欠缺的情况下,止血困难或者继发感染的可能性更高。

由此可见,从患者角度,考虑到痛感、局部创伤和止血等因素,末梢血采血并非血液标本采集的首选。

(二)末梢血采血的适用人群

末梢血采血的适用性决定适用人群范围,由上所述可见,末梢血采血存在诸多问题,因此,其适用性应该受到较大的制约,末梢血采血应该只用于部分有特殊需求的患者人群,如:不能够耐受静脉采血获取较多血量,可能造成医源性贫血的人群,如新生儿特别是早产儿;需要保存静脉血管条件,如需要短时间内反复穿刺,如需要静脉置管或者透析的人群;静脉穿刺技术难度较高,难以保证穿刺成功率的人群,如婴儿;或其他存在静脉穿刺禁忌,如大面积烧伤的人群。总体而言,末梢血的适用范围应该受到限制。以血常规标本采集为例,CNAS-CL43 文件就明确规定:"血细胞分析样品的采集应使用 EDTA 抗凝剂,除少数静脉取血有困难的患者(如婴儿、大面积烧伤或需频繁采血进行检查的患者)外,尽可能使用静脉穿刺方式采集样品。"当然,虽然并非首选,限于采血条件、患者意愿等因素,6 岁以内的非特殊儿童末梢血采血也是可行的。

(三)末梢血采血在国内广泛开展的现状分析

在我国,末梢血标本采集在各级医院普遍开展,其适用的人群范围甚至扩大到 18 岁的就医人群。末梢血采血之所以被广泛应用,主要有两方面原因。

一方面,从患者的角度,与静脉血采血相比,末梢血采血有其符合患者预期的"独特优势"。一部分"优势"表现在极高的"一针见血率",无论标本的代表性如何,部位选择正确与否,仅从穿刺成功率而言,末梢血的首次穿刺成功率远高于静脉血采血。另一部分"优势"体现在患者的心理接受程度,由于静脉穿刺针的针体外显,采血量相对较多,相对于末梢血采样内藏的三棱针(或激光采血器)及较短小的采样管,静脉血采血的视觉冲击明显较大,不少患者会产生"针体太粗、太长""损伤太重""失血太多"的偏颇认识,进而对静脉穿刺产生畏惧心理,再加上可能存在的人为诱导,自然而然地就会在情感上倾向于末梢血采血。

然而,医疗行业除了要需要满足患者的心理需求外,更重要的是满足患者疾病诊治的功能性的需求。因此,从医疗角度出发,应向患者推广静脉血采集。并且,针对患者情感接受的特点,从以患者为中心的角度,采血部门应该通过科普宣传,采血前准备等手段针对患者的情感接受问题进行干预。具体的采血前准备在其他章节进行讨论。

另一方面,从实验室角度,与静脉血采血相比,末梢血采血因为缺乏规范、技术相对简单,单位时间内相同采血人员可以完成更多的采血工作量,这针对基层医疗单位缺乏专业检验人员的情况来说,其能够节约更多的人力,提高工作效率。然而,此部分"效率"却可能是通过牺牲"质量"而实现的。另外,为保证规范化操作,避免静脉血采血的不良事件(如:反复穿刺造成局部组织损伤、血管痉挛导致血栓形成等),针对从事静脉采血的专业人员,技术培养必不可少,这也意味着人力及物力的投入。

同时,为了满足临床实验室的相关需求,占有更多的检验市场,各大国内外的血细胞分析仪制造商也陆续推出适合于末梢血分析的型号,这也在某种程度上推动了末梢血的广泛使用。

三、现阶段末梢血采血的主要问题

现阶段末梢血采血的主要问题是没有严格的适应证以及禁忌证,采血前的患者评估以及采血适应证缺如或不足。

是否所有适龄的患者均可以进行末梢血采血?什么时候应该拒绝末梢血采血?这是一类非常重要但是容易被忽略、有可能产生严重临床后果的问题。

案例:一例急性白血病患儿,化疗1年后肿瘤复发,肿瘤负荷重,病情危重,查体明显贫血貌,要求检验科为患儿行血常规检测。血常规报告患儿血红蛋白为87 g/L,医生遂决定暂时不予输血。然而患儿临床表现贫血貌仍然存在,在次日复查血常规,血红蛋白仅为45 g/L。临床科室于是向检验科提出问题:为什么第一次报告的血红蛋白浓度明显高于临床预期。这个问题的答案并不复杂,在局部循环不良的患者使用了末梢血采血作为获取血常规标本的方式,血常规报告反映了局部循环不良、血液瘀滞情况下的血红蛋白浓度,而并非医生希望了解的患者整体循环血液中的血红蛋白浓度,而次日由于是采静脉血进行复查,真实地反馈了患者的贫血状态。出现这个问题,表明了实验室并无严格的末梢血采血适应证,末梢循环的严重不良情况并未被视为末梢血采血的禁忌,而这种情况,至少在目前,在较多实验室存在。

然而,从理论上来讲,质量控制策略制定的依据是质量控制的难度以及对于临床决策的影响程度,鉴于末梢血采血的影响因素众多,特别是末梢循环的状态对于标本的代表性有显著的影响,其质量控制的难度明显高于静脉血采血。因此,末梢血采血应制定更加严格的质量控制策略,这就意味着末梢血采血除了静脉血采血的禁忌证之外,还应当制定与末梢血采血相关的操作适应证和禁忌证以保证采血的质量,但是,在采血前对末梢循环状态的评估往往被忽视,同时也缺乏标准化的、可行性强的评估方式以及统一判断标准的现状下,末梢血采血的质量问题不容忽视。

四、如何对待末梢血采血

综上所述,对于非POCT实验,由于存在难以弥补的缺陷,末梢血采血应作为存在静脉血采血禁忌证情况下的替代措施,主要用于婴儿特别是新生儿以及其他静脉血采血存在禁忌的人群采血。由于此类特殊患者的存在以及相应临床需求,末梢血采血仍会继续存在,且扩大范围使用的情况也会在一定时间内持续存在,这就要求血常规报告审核人员对末梢血标本可能产生的不利影响有清晰的认识,同时检验科应该对末梢血采血制订严格的标准进行控制,特别是需要加入末梢循环判断的标准。

在此基础上,建立标准化的末梢血采血程序,划分严格的末梢血采血适用范围,制订清晰的末梢血采血禁忌证将具有重要的临床意义。

第二节 末梢血采血的相关技术要点

末梢血采血的大多技术要点如患者准备、患者采血前识别及采血并发症处理等均与静脉血采血类似,相关内容请参照本书相关章节,以下仅就末梢血采血特殊的采血相关技术要点进行说明。

一、末梢血采血的部位选择

末梢血采血部位的选择的原则:保护采血患者,避免损伤采血部位的骨骼和神经,获得足够的血样。新生儿和儿童末梢血采集部位的选择标准见表5-1。

表5-1 新生儿和儿童末梢血采集部位的选择标准

	足跟	指尖
年龄	出生6个月内	出生6个月以后
条件	新生儿及手指皮肤到骨骼最大厚度 < 1.5mm 的儿童	手指皮肤到骨骼最大厚度 ≥ 1.5mm
穿刺针进针位置	足底表面的外侧	指腹的一侧,垂直于指纹线
推荐的手指	不涉及	中指和无名指;避免使用拇指、示指和小指

1. **足跟采血** 对于新生儿特别是早产儿,指尖皮肤和骨骼的距离波动在 1.2～2.2 mm 之间,个体差异的存在导致进针深度难以控制,从指尖进针极可能损伤骨骼,因此,对于体重不足的患儿,仅能够选择足跟部位进行末梢血采血,同时进针深度需要严格控制,一般均不得超过 2.0 mm[对于低体重早产儿,进针深度需要根据采血患儿的具体情况(如体重)严格把握]。而随着患者年龄增长(6个月大后),特别是当婴儿开始尝试步行时,足底皮肤逐渐增厚,再选择足跟采集末梢血可能无法保证获得足够的血液样本,此时手指指尖采血应该作为末梢血采血的首选。

2. **指尖采血** 拇指与示指作为常用指,可能存在胼胝,局限性增厚的皮肤可能造成进针困难,影响血液采集;小指皮肤与指尖骨骼距离较近,进针后骨骼损伤的可能性相对较大。而中指以及无名指皮肤与骨骼的距离适当,一般不存在胼胝,且相应肌腱的滑膜囊相对独立,即使发生感染也能局限在一定范围,因此作为指尖穿刺的常用部位。

3. **指腹以及足弓区域** 因为分布有丰富的神经末梢,为避免造成剧烈的疼痛以及对神经、肌腱、软组织等造成严重损伤,不得在上述部位进行穿刺,常用穿刺部位为血运丰富(血管走行部位），神经分布较少的指腹表面以及足底表面内外侧。

4. **耳垂采血** 鉴于耳垂采血标准化困难，且耳垂的末梢循环障碍的情况较为常见，目前已经停止选用耳垂作为末梢血采血的采血点。

新生儿和儿童末梢血采集部位的选择标准和穿刺深度见表 5-2，采集部位示意图见图 5-1。

表 5-2 新生儿和儿童末梢血采集部位的选择标准和穿刺深度

受试者	穿刺部位	穿刺深度要求
新生儿	足跟	≤ 2.0 mm
6 个月以内不适于指尖采血的婴儿（体重 3 ~ 10 kg）	足跟	≤ 2.0 mm
非新生儿儿童（体重 > 10 kg）	指尖	≤ 2.0 mm
特殊患者（ > 8 岁）	指尖	≤ 2.4 mm
28 天 ~ 1 周岁	指尖（皮肤到骨骼最大厚度 > 1.5mm）	1.5 ~ 2.0mm

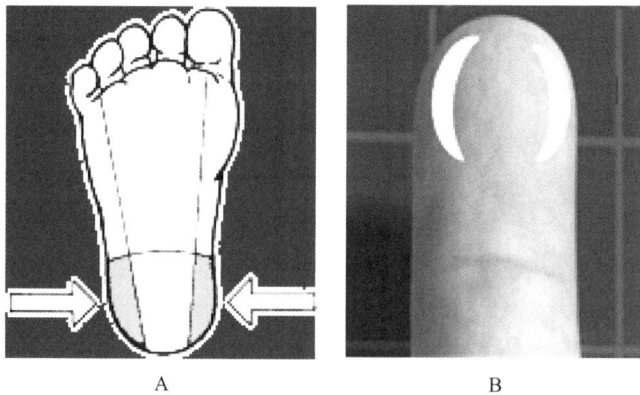

图 5-1 新生儿和非新生儿末梢血采血部位示意图

A. 箭头所指的阴影部位为推荐新生儿末梢血采血的部位；B. 白色月牙部位为推荐非新生儿患者末梢血采血的部位。

二、影响末梢血采血标本质量的关键因素

采样部位末梢循环状态是影响末梢血标本采集质量的主要因素，所有选择末梢血采血的操作者在采样前均需要对采集部位的循环状态进行评估，循环评估要点如下：

1. **皮肤温度** 皮肤温暖为正常，皮肤冰冷提示循环不良可能。

2. **皮肤色泽** 皮肤颜色红润为正常，皮肤颜色为苍白或呈花斑状，提示缺血可能；呈暗红或紫红色，提示静脉回流受阻可能。

3. **毛细血管反应** 毛细血管充盈时间延长提示局部循环障碍。

4. **肿胀情况** 水肿或硬肿出现，提示局部循环障碍。

针对上述情况,一旦采样部位出现皮肤苍白或者淤紫、湿冷或者干冷、水肿或者硬肿时,末梢循环不良即可确认,应该避免末梢血采血。

另外,除外血气标本采集可以通过局部热敷(不超过40℃)"动脉化"的方式改善末梢循环。尚无确切的证据表明热敷不会影响其余检测项目如血常规的检测结果,因此,建议选择让患儿在温暖的环境中休息的方式自行改善末梢循环。但是,对于新生儿特别是早产儿等特殊人群,末梢循环不良是其"常态",因此对于新生儿末梢血采血而言,通过一定方式热敷改善末梢循环,对于获取末梢血标本,特别是用于血气检测末梢血标本十分重要。

但是,对于循环不良的危重患者,鉴于循环不良的情况并非仅仅限于穿刺局部,希望通过改善末梢循环的方式获取末梢血标本并不可取,休克或其他循环不良的危重患者应该视为末梢血采血的禁忌。

如果患儿存在末梢循环不良,但是又无条件进行静脉穿刺采血(如早产儿),末梢采血是唯一的选择时,在进行末梢采血的同时需要将患者的末梢循环状态告知报告审核人员,报告审核人员需要考虑末梢循环状态并且将可能的影响在报告中注明和/或与临床医生充分沟通,避免临床医生对检测结果进行错误判断,影响患者诊治。

三、末梢采血器的选择

从本章第一节的分析中可见,末梢血采血的优势在于技术相对简单,并能满足患者的心理需求,因此末梢血采血设备的选择应该兼顾不增加操作难度以及避免对患者及家属造成心理冲击的要求。从这个角度看,传统的三棱/柳叶末梢采血针不符合要求。首先,三棱针需要人工控制进针深度,操作难度高,风险大;其次三棱/柳叶采血针针体外露,视觉冲击大。而激光采血器虽然操作简单,人员要求相对较低,但是部分激光采血器启动时会产生较大噪音,皮肤穿刺时也会由于烧灼产生焦臭味。同时,能够获取的样本量十分有限。因此,虽然激光采血器在技术上更有优势,能够获取更加标准的创口;但是基于患者心理接受度和样本量的考虑,激光采血设备仍然存在较大的缺陷。正是因为如此,安全型采血器成为了目前采血器市场中的主流。其最大的优点在于采血针隐蔽,不外漏,视觉冲击小,同时操作相对简单,穿刺口标准,痛感较小。当然,安全型采血器也应依据患者的采血部位及深度等相关要求进行选择。

四、采血前患儿固定

手指末梢血采集一般要求取坐位,要求看护人员或家庭人员坐在可以升降的采血椅上,将采血患儿放置于双膝上,交叉双腿,夹住以及固定患儿的下肢,从患儿胸前将其怀抱,夹紧其非采血手臂,同时牢牢固定患儿采血手臂的肘部,用另一只手将患儿的手腕固定住,使其手掌保持在手腕平面下方。

五、采血后第一滴血

末梢血采血属于皮肤穿刺技术,穿刺皮肤破损部位的组织液以及组织细胞如果大量地进入标本,一方面可能造成标本稀释,另一方面过量的组织因子释放以及磷脂暴露可能激活凝血系统,导致血小板聚集甚至凝块形成,造成不合格标本,因此,末梢血采血穿刺后的第一滴血必须使用无菌纱布或者棉球去除。

六、采血后挤压

检测系统、检测项目类型及标本复检需求等因素决定了检测样本的最低样本量。为了满足检测样本量的最低需求,增加采样时间以及提升挤压的强度是不可取的。过度延长采样时间以及通过人工加强挤压的方式来获得更多样本的同时,将显著降低血液样本的质量,导致标本被过的组织液稀释以及血液凝集或者溶血。因此,如果样本量需求较高,建立选择制造更大以及更深创口的采血操作方式或者采血设备类型,以安全采血器为例,此时应该选择“高血流量”或者“中血流量”的采血器型号。而如果对于标本量的要求较低,则应该选择“低血流量”的采血器以避免对患者造成更多伤害。

末梢血采血后无论采血量的需求是多少,都应该避免过度挤压。正确的采样方式应该是在同一只手指或肢端,从近心端向远心端轻柔的挤压毛细血管经行部位(如手指内外侧面,避免挤压指腹等可能导致过多组织液进入样本)。而当采样量不能够满足检测的最低样本量时,选择其余的穿刺部位进行二次穿刺是最可行的操作方式。采血器规格以及采血操作决定采血量,而并非采血管确定采血量。针对不同人群,现有的一般不同规格采血器的采血量大致为100~400 µl,一旦采血量超出采血器的最大设计范围,就可能存在过度挤压导致的组织液稀释,样本质量下降的情况,因此,采血后的挤压操作应以获得采血器设计范围内的血液标本量为目的,不得通过增强挤压的方式获取更多的标本。

七、采血后末梢标本的混匀及血浆 / 血清标本的制备

鉴于末梢血采血管容量较小相对采血量较多,且末梢血血液高黏滞度的情况较为多见(如新生儿,特别是新生儿生后数天),为了保证血液标本与抗凝剂或促凝剂充分混合,与静脉血相比,末梢血标本采血后的混匀操作有更高的要求。在混匀过程中,如果末梢血液标本不能够随着混匀操作在标本管内往复流动,则混匀无效,此时,可以通过用手指轻弹采血管底部帮助血样进入流动状态(避免过度,造成血液溶血),因此,在末梢血标本采血后的混匀操作中,观察末梢采血管内标本流动状态十分重要。

而在末梢血血浆(血清)标本的制备中,为保证离心分离效果,最低标本量不得小于200 µl,其后可根据相应类型标本管的类型按照供应商推荐的离心条件进行离心。

第三节 新生儿末梢血采集

一、新生儿采血相关特点

由于新生儿的生理特性,其末梢血采集的主要特点有以下六个方面:

1. 新生儿特别是低体重早产儿循环血量少,不能够耐受反复静脉穿刺采血,一旦采血量过大,可能造成医源性贫血,引发严重后果。

2. 新生儿特别是早产儿个体差异较大,不同体重及发育程度患儿的采血部位情况如皮下血管走行、口径等有较大差异,与儿童以及成人相比,静脉采血难度明显较高。

3. 新生儿特别是早产儿,止凝血系统以及神经系统的发育水平不足,与成人以及大龄儿童相比,血管穿刺引发血管痉挛,凝块形成或栓塞的可能性较大,造成肢端缺血淤血导致组织坏死等不良反应的可能性较高。

4. 所有新生儿均需要完成的新生儿筛查以及耳聋基因筛查等常规筛查项目对于采样标本的要求较低,末梢血样足够保证其检测的准确性。

5. 新生儿特别是出生 3 天内的新生儿血液黏稠,穿刺后的常规采样操作可能难以保证足够的采血量(200~400μl),而过度挤压将导致标本质量下降。

6. 末梢循环不良是新生儿特别是早产儿的"常态",与大龄儿童以及成人不同,较大比例的新生儿患儿都存在末梢循环问题,而末梢循环不良将显著的影响末梢血液标本的检测结果。

综上可见,鉴于新生儿特别是低体重早产儿的生理特征,为了避免医源性贫血等采血相关的不良反应,末梢血是大部分患儿进行包括血常规、电解质、胆红素、血气等检测的首选标本,但是部分实验的采样质量控制、末梢血相关参考范围设置及报告解读需要特别注意。以下用1例新生儿病例进行说明。

患儿为 34 周早产儿,出生后第 1 天行末梢血血红蛋白检测,血红蛋白结果报告为 230g/L,鉴于本地末梢血参考范围新生儿血红蛋白参考范围上限为 210g/L,因此该患儿被临床医生考虑为血红蛋白升高,未做特殊处理。当日晚患儿再次进行血常规检测,血红蛋白检测结果为 170g/L,临床医生认为血红蛋白波动太大,考虑患儿是否存在硬膜外血肿或消化道出血等问题,再次复查血常规,血红蛋白为 210g/L,由于 3 次检测结果波动剧烈,遂要求检验科进行合理解释。

针对此患儿的情况,要准确回答临床的疑问,需要弄清楚以下几个问题:

(1)新生儿血红蛋白浓度的日内生理波动范围是多少?

（2）新生儿正常参考值范围是否适合用于早产儿或者低体重儿？

（3）新生儿特别是早产儿的末梢血血红蛋白的正常波动范围是多少？

（4）当临床医生认为血红蛋白浓度检测结果不可信时如何处理？

针对这4个重要的问题，相应的回答和思考如下：

（1）根据红细胞造血的特点，鉴于骨髓中并无成熟红细胞储存，且从前体红细胞发育成为成熟红细胞需要时间，无法在短时间补充大量的红细胞，同时红系造血的刺激因素较少，仅主要受红细胞生成素（EPO）的影响，因此，红细胞是血常规里最稳定的指标，日内变异系数不超过7%，而从以上病例来看，血红蛋白的高低波动均超过正常生理波动范围，若排除临床因素，检测因素是首要考虑的问题。

（2）早产儿、低体重儿是否适合用来自于正常健康新生儿的参考范围进行评价？早产儿、低体重儿人群有其特有的生理病理特征，在不同发育程度、早产程度、体重的患儿之间存在明显的个体差异，针对此类处于"特殊常态"的人群，鉴于缺乏基于同类人群的特殊的参考区间，与横向比较相比，与自身的纵向比较更有意义。但是，要使用末梢血标本的检测结果进行纵向评价，标本如何保持一致的代表性需要特别注意。

（3）末梢血血红蛋白的日内波动范围：仅仅从循环系统的红细胞生成、破坏、分布等情况来看，血红蛋白的日内变异极小，但是末梢血标本测定除了考虑循环血液的情况之外，局部循环状态以及采集技术也可能对检测结果造成巨大影响。鉴于新生儿特别是早产儿、低体重儿极易出现末梢循环不良的情况，且末梢穿刺难度较高，末梢血的日内变异除生理波动外，还需要考虑多次采样存在的采样误差以及末梢循环的状态差异。因此，不同的单位，不同的地区，由于对末梢循环的评估水平以及末梢穿刺技术的要求以及质量控制水平不同，末梢血检测结果的日内波动也存在较大的差异。因此，至今尚无确切的覆盖全年龄段的，特别是针对新生儿不同天龄的末梢血血红蛋白日内波动范围，也没有确切的末梢血以及静脉血血红蛋白差异范围。但是，在极端的情况下，如新生儿硬肿患者，生后数日内末梢血以及静脉血血红蛋白浓度的差异甚至能够高达50 g/L。因此，由于标本组成以及影响因素的不同，末梢血血红蛋白与静脉血血红蛋白之间无可比性。

（4）当临床医生怀疑血红蛋白检测结果不可靠时的处理原则：末梢血标本的质量从代表性以及满足临床医生需求的程度上均次于静脉血标本，因此当临床对末梢血标本的血红蛋白结果存在质疑时，静脉血标本的血红蛋白应该被视作更可靠的指标报告给临床。

综上所述，从这个案例可以归纳出以下要点：

1. 静脉血血红蛋白与末梢血血红蛋白因标本来源不同，应该视为两个不同的检测项目，分别建立不同的参考范围，同时二者之间没有定量上的可比性。

2. 虽然末梢血是新生儿标本采集的首选，但是新生儿血红蛋白浓度的检测结果应以静脉血为标准，末梢血结果可能出现高于预期（末梢循环不良）或低于预期（组织液稀释）等情况。

3. 当医生怀疑末梢血血红蛋白浓度检测结果与临床不吻合时，静脉血复查是首选的解决方案，而不应进行反复的末梢血复查。

二、新生儿末梢血采血要点

从上面的例子，拓展到所有非 POCT 试验，我们也可以引申出以下观点：

1. 新生儿作为特殊的受试者人群有其特有的采血要求，在此前提下，末梢血采血有其独有的优势。

2. 虽然末梢采血对新生儿有独有优势，但由于末梢循环不良是新生儿的"常态"，而此"常态"将显著影响新生儿末梢血采血的运用。

3. 末梢血样本的各个检测参数应该作为独立于静脉血样本检测参数的项目对待，不得直接使用静脉血的参考范围进行判断，除非通过验证。

4. 末梢血采样相关技术的标准化将直接影响样本的采样质量，在没有规范化的包括末梢循环评估环节的标本采样质量管理的前提下，讨论部分定量项目的末梢血检测精密度没有意义。

本章着重比较了静脉血与末梢血采血的差异，并以此分析了国内末梢血采血的现状，提出了末梢血采血的适用范畴，指出了盲目扩大选择末梢血采血的风险。另外，本章重点分析了末梢血采血相关的采血技术要求，特别是指出末梢循环的判断和采血挤压技术将对检测结果产生巨大影响。最后，本章对于末梢血采血的主要对象新生儿的末梢血采血特点和结果分析等内容进行了举例阐述。

（张　鸽）

主要参考文献

［1］Clinical and Laboratory Standards Institute. Procedures and devices for the collection of diagnostic capillary blood specimens; Approved Standards. 6th ed. CLSI documents GP42-A6. Wayne, PA: CLSI, 2008.

［2］World Health Organization. WHO guidelines on drawing blood: best practices in phlebotomy. Geneva, Switzerland: WHO, 2010.

［3］中国医师协会检验医师分会儿科疾病检验医学专家委员会 . 中国末梢采血操作共识 . 中国医学杂志 , 2018, 98（22）: 1752-1760.

第六章
标本的标识、运输、交接、处理及保存

在医疗水平不断提高的今日，检验仪器带来的误差逐渐降低，仪器检测的准确率得到了很大改进，但是在标本前处理这个人工劳动任务最密集的阶段中所导致的问题仍然占到所有检测误差原因的近 70%，从而导致消耗医疗资源，影响患者的诊断、治疗以及护理过程。标本自采集起至实验室检测前可能会经历标识、运输、交接、处理以及保存等重要环节，随着医院和实验室信息化管理的发展和进步，特别是条形码技术的使用，自动记录临床开单、标本采集、标本核收、标本检验等重要时间节点，实现对检验过程的全程监控，大大减少了标识、运输、交接以及核对过程造成的差错。此外，标本在运输、处理以及保存过程中如何最大限度地维持标本离体前的状态和保障相关人员的生物安全并提出相应的规范化操作要求是医务人员一直关注的重点。只有针对标本分析前的标识、运输、交接、处理以及保存等关键环节制定规范化的操作程序，才能提高临床实验室的实际操作能力和质量控制能力。

第一节　标本的标识

随着医院信息系统（hospital information system，HIS）的推行使用，患者数据的管理进入电子信息化时代。实验室信息系统（laboratory information system，LIS）是 HIS 系统的一个重要组成部分，对提高实验室工作效率、降低运行成本起着至关重要的作用，为实验室管理水平的整体提高和实验室的全面管理提供先进的技术支持。虽然实验室电子化信息化管理是大势所趋，但仍有多数基层医院和低级别医院由于各种原因未能使用信息化管理系统，因此本节将对多种可能涉及的标本标识方案进行介绍。

1. **条形码标识**　条形码或称条码（barcode）是将宽度不等的多个黑条和空白，按照一定的编码规则排列,用以表达一组信息的图形标识符。条形码贴于采血管壁上,可通过这种简单的图形方式配合电脑终端和扫描枪来添加和携带众多重要的样本信息,包括对检验日期、时间、地点、检验项目和样品数量的确定并进行登记,样品的传递过程、保管和处置等,保证了样品在实验室内的正确流通与分检,同时可以确保信息数据的真实、可靠、有效,并且具有可追溯性。有国外学者对条形码减少患者标本和实验室检测识别的误差进行了系统性评价和 meta 分析得出结论,条形码可有效减少不同医院环境中的患者标本和实验室检测识别错误,其证据评分和效果等级均很高。当然条形码标识也不是万能的,主要可能出现的问题在于条码项目组合设置错误导致患者被过量采血;条码粘贴错误;标本条码未扫码登记;采集时间录入与实际采集时间不符等,但总的来说瑕不掩瑜,使用条形码仍是目前标本标识的最佳方案。

2. **纸质标识**　检验科较为传统的标识方案是纸质医嘱申请单的附联,印有与相应申请单相同的序列号,在采样前撕下该联填写上患者信息,包含但不限于姓名、性别、年龄、就诊卡号、病历号等具备唯一性特征中的至少两项,再将其粘贴于采血管壁作为标本识别方案。作为一种落后的标识方案,在这个信息化爆炸的互联网时代里,这种标识方法注定将由于其烦琐的操作和较高的差错率被医院实验室所抛弃。

3. **急诊标识**　该标识是专门为了快速识别危急重症患者标本的一种特殊标识方案。对于危急重症患者来说,时间就是生命,在实验室繁忙的工作中,如何在众多的标本中一眼就能把需要加急处理的患者标本挑选出来既是对抢救和危重患者负责,也是我们实验室工作人员的义务。在笔者的实验室是使用事先准备好的印有红色"急诊优先"字体的白色小标签来解决,由于采血后标本是直立放置,故将此标签贴在采血管的盖子上,使得标本接收和运送人员很容易一眼分辨急诊标本,达到优先运送、优先处理、单独交接的目的。

第二节　标本的运输

标本运输是标本分析前质量控制中的一个重要环节,在很多中大型综合性医院,标本从住院病房运送到医学实验室都有一段路程,某些特殊的检测项目可能由于本院检验科室并未开展而需要跨省甚至跨境外送至其他医院或商业化的独立医学实验室。在运送距离远、运输时间长的情况下,如何提高标本运输质量,减少不合格标本的出现,就显得尤为重要。标本的整个运输过程应有相应的规章制度和操作程序,对标本运输的每一个细节进行控制,包括及时、保温、避光、防震、防蒸发、防止交叉污染、防止标本条形码丢失和混淆、防止标本对环境的污染等,运输过程要有详细的记录;医院在每个科室都应配备专门的标本运送人员,此类人员经过专业培训才能上岗,具备相应的专业知识和应对标本运输时发生突发事件的能力,方能保证标本运输的安全和质量。

1. **标本外包装**　必须遵循生物安全要求,而且必须保证所有被运送的标本事先进行唯一标识。血液标本采集后无论是全血标本还是分离出的血清或血浆,采血管必须加塞、管口向上、垂直放置,防止标本蒸发、污染和溅出等情况发生;同时要求防止标本容器的破损、防止标本及唯一标识的丢失和混淆等。对于传染性标本的包装应该以联合国关于"传染性物品运输"文件中的提议为基础,再结合各国制定的关于外包装的相应的法律法规以及权威机构发布的规章制度或者指南来执行。除此之外,如果涉及航空运输,还应遵照包括国际民航组织和国际航空运输协会在安全航空运输危险物品的技术规范中制定的有关航空运输的规定。对于可能具备传染性的生物标本的运输需要至少包含以下包装:直接装载和接触标本的内层容器必须防水、防漏,并贴上关于内容物的标签;内层容器外面要包裹软性或弹性材料以及足量的吸收性材料,以便发生标本泄漏时,能吸收溢出的所有液体;再用一层包装包裹并保护内层容器,尽量使用防水、防漏的材质,最好还是具备一些硬度的材质,用于保护里面的包装在运输过程中免受物理性损坏,比如可封口的硬塑料包装袋。

2. **标本运送箱**　要求具有一定的强度、硬度、抗压、防震、保温、密封、便于携带等。当标本运送有温度范围要求时,所使用标本运送箱应该具备温控系统,这样可以起到两个作用,一是在运送中全程监测标本运送箱内部温度的变化,如温度超出标本要求允许范围,应及时采取措施,避免影响标本质量;二是到目的地时才发现运输过程中温度有失控情况,需要评估标本状态,是否继续完成检测以及检测后的结果评价解释等。很多学者对市面上的商品化的可调节温度的智能保温箱进行了评价研究,发现这类标本运送箱的使用减少了运送过程中温度的影响,保证了标本的质量。

3. **运输人员及方式**　除了特定情况下(比如急诊或抢救患者)的某些血液标本允许患者自行送往实验室,其他标本应由有资质的专门负责标本运输人员运送,医院或公司应协调培训和考核检验标本运送人员,为检验标本的专人送检、专具运送、及时送达、准时交接提供有力保障。通过组织正规、严格地检验标本相关知识培训,使检验标本运送人员了解到各类标本的采集过程,认识到标本安全运送对于患者诊疗过程的重要性,掌握检验标本的运送要求及运送过程中的注意事项,避免合格标本在运送过程中出现质量问题,确保每一份标本都能按照规范的要求安全送检。远程运输方式一般采用专用标本运输车、货机、货船来运送标本,出于对公众负责的态度,不允许使用公共交通工具来运送标本并且应遵循国家、地区及当地法规的要求。对于疑似高致病性病原体标本,应按《病原微生物实验室生物安全管理条例》的相关要求运送,应当由不少于2人的专人护送,并采取严格的防护措施,确保所运输标本的安全,严防发生被盗、被抢、丢失、泄漏事件。

4. **运送及时性**　应根据检测项目设置运输的规定时间,避免运输时间过长对标本本身质量产生的影响。由于血液标本可能存在细胞代谢,气体交换及物质转移等因素,离体时间过久未进行检测会使血细胞内外多种成分发生变化,导致检测结果错误。检验科有义务告知临床科室标本放置或运输过久对结果可能造成的影响,保证标本及时送检。在运送距离较远的情况下，根据标本检测的需求，可以在采血后立即分离出血清或血浆，再送往实验室。目前，气动传输系统渐渐发展起来，有学者研究了气动传输系统在缩短标本周转时间中的应用，将传统的人工送检与气动系统进行比较，分析两组标本处理各阶段周转时间、运输时间、标本损坏率及总标本周转时间，研究结果显示，气动传输系统缩短了标本送检时间，有利于临床医生及时得到检验结果。但同时也有研究发现，气动传输系统可用于输送血液样本在医院进行常规生化和血液分析，但是标本在运输过程中加速和减速很快，可造成标本的剧烈振荡，显著影响 PO_2 结果。同时，对于会受红细胞膜完整性影响的检测如离子钙、钠、钾，乳酸脱氢酶，谷草转氨酶，动脉血气，全血计数和凝血试验，凝血酶原时间，部分凝血活酶时间，凝血因子 V 和 Ⅷ 等也会产生较大影响。另外不适用于气动运输的被检对象包括必须保持体温的样本，如冷球蛋白和冷凝集素等。所以使用气动运输系统有利有弊，实验室应根据自己实验室的要求做出选择和要求，特别需要指出的是遇到危重加急检测标本的时候，仍然应该坚持人工送检，避免仪器系统错误或故障，导致标本错过最佳检测时间。

5. 特殊标本运输　血培养标本宜在室温情况下运送，因冷藏会导致苛养菌如奈瑟菌属和嗜血杆菌属的死亡，37℃运送会由于细菌提前大量繁殖而导致底物颜色提前变化，随后上机反而错过对数生长期而无法检出。

用于凝血试验的血浆标本不能使用冷藏方式运输，因为低温能够激活Ⅷ因子，且当血小板活化时会损耗 v-W 因子从而影响检验结果。

血气标本用专门的标本运送箱送检，注意隔绝空气，温度要求冷藏，15分钟要完成标本运送、处理分送、检测等全过程。

血氨标本运送过程中同样需要注意隔绝空气，温度要求冷藏。

维生素 D 标本由于遇光会分解，所以运送需要快速且注意避光处理。

遇急诊抢救患者或到手术室采集血标本的患者时，标本应有专人专送，保证及时将标本送至实验室。

第三节　标本的交接

标本采集完成之后，还需要将标本移交或送至实验室，在这个过程中涉及不同人员如采样人员和运送人员以及运送人员和实验室人员之间的交接等，交接过程中的核对和验收非常的重要，实验室应制定有关接收或拒收原始标本的文件化程序，并与医院管理层及临床科室沟通和宣传，对相关人员进行培训考核，以确保这些环节保质保量完成。

1. 标本交接核对　在交接的过程中，交接标本的双方应当面交接并登记签字或录入系统，不能将标本随意放置，并对以下的要素进行核对，包括：

（1）检查标本外包装是否有破损和泄漏；

（2）标本运输方式如时间和温度等条件是否符合相关项目要求；

（3）标本的唯一性标识是否清晰和准确无误；

（4）采样管应与申请的检验项目相符合；

（5）采集人和采集时间应在采样管上或是 LIS 系统中注明；

（6）检查标本的外观及标本量,有无溶血、脂血、抗凝血中有无凝块等。

2. 不合格标本处理　在交接核对的过程中如果发现违反了以上要素的情形,接收人员可根据实际情况拒收标本或做出让步处理。应及时与送检科室的相关人员联系,建议重新取样,对符合拒收标准的不合格标本,接收人员应按照规定妥善处理,并做好相应拒收记录登记。拒收标本的常见原因如下：

（1）送检的容器中无标本或标本数量不符；

（2）标本的包装或容器不符合要求；

（3）标本发生泄漏；

（4）标本无标识或标识不全,标识不清晰,以及无效标识等情况；

（5）未记录采集人员和采集时间的标本；

（6）标本未及时送检,放置时间过久或运输条件如温度等不符合检测项目要求；

（7）采样管选用不符合申请的检验项目要求；

（8）标本量过多或过少、溶血或脂血标本、抗凝血中有凝块、细菌培养的标本被污染等可能造成检测结果重大影响的标本。

在某些特殊情况下,标本情况虽符合拒收标准,接收人员可与送检人员、标本采集者以及检验人员沟通后,共同做出让步处理。对此种情况,在交接时应特别说明,检验人员发放检验报告时应注明标本情况和对结果的可能影响和建议,常见的让步标本的情况如下：

（1）标本采集非常困难；

（2）罕见或稀有标本；

（3）临床医生坚持要求检测；

（4）危急重症或是抢救的患者；

（5）经检测人员评估后对检测结果影响有限等。

第四节　标本的处理

本节所涉及的标本处理指实验室接收标本后所进行的可能涉及的凝固、离心、分管等操作,并非指标本检测过程。

1. **标本凝固**　使用血清进行检测的标本在离心前应有充分的凝固过程让血清自然析出,如果凝固不充分,则纤维蛋白在标本采集管中可以肉眼不可见的微小凝块、可见凝块或纤维蛋白丝的不同形式存在,可见凝块和纤维蛋白丝可能引起仪器吸样针的堵塞和沉积在管路系统中导致故障或检测结果错误,即使是肉眼不可见的微小凝块同样可能影响检测指标,如对光路系统或抗原抗体反应的干扰。为了确保标本质量,应严格遵守采血管生产商的建议,确保需要析出血清的血液标本在离心之前经历充分凝固过程。

未做抗凝的血液标本放置在室温为20℃左右的空间里,大概60分钟内就会出现完全凝固状态;若放在冷藏(2~8℃)条件下的标本会延缓凝固,若放入37℃的干式孵育器中,自然凝结过程会加速完成。危急重症或急诊抢救患者的标本,又必须使用血清检测的特殊情况下,可采用含促凝剂/激活剂的采血管来加速血液凝固。在实际操作中很多实验室工作人员喜欢用木质棉棒或其他物品搅拌血液标本来达到快速去除血凝块的目的,但这是不可取的方式,因为有可能导致标本溶血。

若是检测使用血浆类型标本,那么采血时应使用检测项目相应抗凝剂的采血管,采血后充分混匀即可离心。注意并不是所有的血标本均须离心,一些检测需要全血抗凝标本,如血细胞分析、微量元素、糖化血红蛋白、细胞免疫、电泳等。如果这些标本被意外离心,应交由检测人员进行评估后决定该标本是否可以重新混匀后进行检测。

2. **标本离心**　离心前应盖好采血管的管盖,离心机必须加盖,并根据采血管厂商产品使用说明中的推荐离心条件(离心力、离心时间、离心机类型)进行离心。

由于离心机大小、类型和采血管类型各不相同,目前已经不建议各实验室在不同规格型号的离心机上使用固定转数的方式离心标本,而应该使用相对离心力的数值来确定离心方案。目前市面上生产的绝大多数智能数控离心机已经可以做到输入需要的离心力自动换算相应的每分钟转数,如果实验室使用的是非数控型旧式离心机,可按以下公式确定所使用离心机的不同转数对应的相对离心力(R.C.F.):

$$R.C.F.=1.118\times10^{-5}\times r\times N^2$$

其中,R.C.F.= 相对离心力(重力),r= 转轴至离心管底部半径(cm)(图6-1),N= 转速(每分钟转数)。

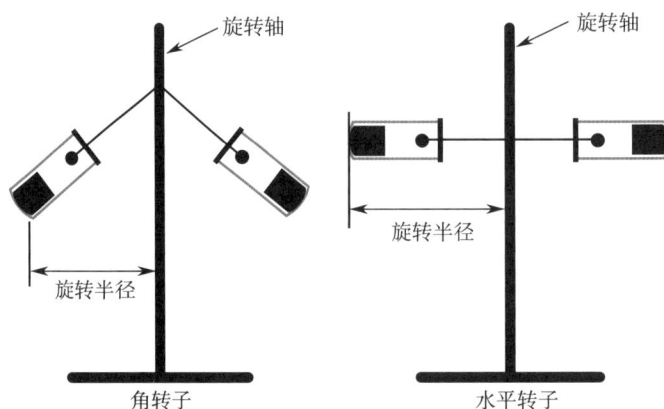

图6-1　不同旋转方式的旋转半径示意图

需要特别指出的是,凝血项目检测需制备(贫)乏血小板的血浆(血小板计数 $< 10 \times 10^9$/L),其离心条件是室温下 1500 g,且不超过 15 分钟。有文献研究指出,当离心时间小于 8 分钟会对凝血指标产生有统计学意义的错误检测结果。因此,在笔者的实验室对于凝血标本的离心要求为:使用水平转子离心机 20℃下 1500 g 相对离心力离心 15 分钟,并且需定期对现有离心方案下离心后标本的血浆血小板数量进行计数测定,验证该方案获得的血浆确为乏血小板血浆,若发生更换离心机或者采集管的情况需重新验证。

还有一个特别的情况是,严重脂血的标本会影响很多项目的检测结果,特别是使用比浊法检测的项目,而在急诊或危重抢救时又不得不使用这样的标本,这个时候需要使用超高速离心机来离心取得可用于检测的少量上清液,这类离心机的转数最高可达每分钟 5 万～10 万转,但需要先将标本转移出采血管到专用离心管里方可离心。

实验室应配备温控离心机来处理对温度敏感的待测物质标本。高速离心过程中产生的热量会影响某些待测物质的稳定性;同样需要冷藏保存的标本在离心时,也要使用低温离心机处理,比如血浆氨和促肾上腺皮质激素等待检标本应使用低温离心机进行处理,并确保离心机运行过程中的离心温度保持在 4℃。目前市面上的商用智能数控离心机已经可以做到设置温度在 4℃,但离心机未运转的情况下压缩机自动停止工作,此时应打开离心机盖,防止冷凝水滴的形成,久而久之会对离心机舱内造成腐蚀损伤。

在标本离心后送到检测地点或检测的过程中,可能由于各种原因导致需要重新离心的情况。此时应注意检测项目包含血钾的标本原则上只可离心一次,离心次数增加会导致血液内细胞成分的破坏释放出细胞内的高浓度血钾,使得血清或血浆内血钾检测结果的假性增高。除了血钾结果影响较大以外,其他与细胞代谢相关或者可能从细胞内释放出的一些物质浓度也会同样受到多次离心的影响。当遇到可能由于离心次数增加导致的检测结果不一致时,应开展相关研究。

3. 标本分管 当遇到标本血清/血浆量较少时,上机检测可能会误吸血液细胞成分;或者一个采血管上粘贴双条码及多条码时,需要做标本分管操作。此时应使用一次性移液器吸头或一次性塑料吸管将标本移到清洁干净的康氏管或各仪器专用的样品杯内,应防止交叉污染;标本分装的量应根据待测项目决定,但不得低于各项目最小分装量;所有分装标本均应重新打印粘贴该患者检测项目的条码,以保证标本信息、检测项目及检测结果的唯一和正确性。

很多参考书籍和研究者都不建议将已经转移血清或血浆的原始采血管通过再次离心后获取更多的血清或血浆。因为经过第一次血清/血浆转移后的采血管中血细胞与血清/血浆的比例已经发生变化,细胞渗透/交换的物质以及血凝块浓缩产生的物质均可通过再次离心进入血清/血浆中,用这样的标本进行检测可能会产生错误结果。

第五节　标本的保存

在实验室的实际工作中，临床样本运输到实验室、复检、问题样本核查以及流行病学研究中多中心向中心实验室转送样本、集中批量检测等都可能造成检测延迟，可能由于很多突发情况如仪器故障、断水断电、试剂缺乏等而导致标本暂时或长时间的无法检测，除了必须进行全血检测的项目外，此时应尽快将血清/血浆与血细胞进行分离，否则很容易因血清/血浆中与血细胞中的检测物质存在浓度差而引发的细胞渗透/交换进而导致检测结果的误差。

一般来说，绝大部分常规待测物质在采集后如果及时离心和分离标本，即使是在普通的保存条件下也至少可稳定 24～48 小时。因此，若采集血样后不能及时离心，则应提供厂家说明书、文献证据或源于实验室自身数据得出的结论来证明该标本仍然可以用于检测并获得可靠结果，也即是明确血液标本中不同待测物质的随时间变化的稳定性。

相对来说，标本在冷藏条件下（2～8℃）保存稳定的时间会更长，大多数的常规检测项目结果在 2～7 天内都较为稳定，如果需要更长时间的保存，可以选择 -20℃甚至是 -80℃的条件下保存。

全血标本如全血细胞计数、血气分析、糖化血红蛋白等在不能及时检测时最好能够冷藏保存，但也有例外，如流式细胞计数检测 T 细胞亚群的采血管就一定要在室温下保存，低温保存反而使检测结果出现较大误差。血培养标本也要求保存在室温情况下，因冷藏会导致苛养菌如奈瑟菌属和嗜血杆菌属的死亡，37℃保存会由于细菌提前大量繁殖而导致培养瓶内底物颜色提前发生变化，随后上机检测更易错过对数生长期而无法检出。

血液离开人体后，血液中的凝血因子尤其是Ⅴ、Ⅷ、Ⅸ等因子会随着存储方式、存储时间的变化进一步消耗或激活，很多研究都证实了经离心分离后的凝血功能筛查[凝血酶原时间（PT）、活化部分凝血活酶时间（APTT）、纤维蛋白原（FG）、凝血酶时间（TT）]标本在室温条件下保存时，检测应在 2 小时内完成，否则会因凝血因子失活而造成测定结果延长；而放入冷藏条件下保存，24 小时内检测结果都较为稳定。

有些标本需要冷冻，如核糖核酸和凝血因子，与 DNA 和蛋白质相比，RNA 极不稳定，因此 RNA 相关检测应在标本采集后尽快进行；若无法在 48 小时内完成检测，则需将血浆标本保存在 -80℃。对于凝血因子检测标本来说要求更为苛刻，如果不能在 2 小时内完成检测，要选择 -20℃甚至是 -80℃的条件下保存才能避免因子活性的降低。注意保存在 -20℃或者是 -80℃的条件下的标本无论是进行什么检测项目，决不可反复冻融，因为这样同样会造成相应的检测物质如酶、激素蛋白分子、RNA、凝血因子等降解或失活而造成检测结果假性降低。

　　无论采用怎样的保存方式，标本管都应加盖密闭性好的盖子封闭且在检测前始终保持密封状态，防止可能的外来物质的污染以及血标本的蒸发、浓度改变，并避免可能的液体飞溅和气溶胶形成污染工作场所。而且标本保存管应直立、管盖朝上，这是因为部分采血管的管盖材料含有增塑剂，而且管盖表面通常有硅油等润滑剂以便开启与封闭，实验室应避免这些物质对全血／血清／血浆中的待测物质造成干扰。同样地，也不建议将含有分离胶的采血管长期保存。这是因为一些含有分离胶的采血管在离心后分离出的血清上层或中间层也可残留分离胶碎片或油滴，从而干扰样品针、试管及比色杯的性能，并且降低固相免疫检测系统的结合力。除此之外，在分离胶离心之后可能有一些肉眼无法识别的小孔或通道使得分离胶两侧的成分仍然可以缓慢交换，从而影响待测物质的真实浓度。

（于　凡）

主要参考文献

[1] World Health Organization. WHO guidelines on drawing blood: best practices in phlebotomy. Geneva, Switzerland: WHO, 2010.

[2] CLSI. Procedures for the Handling and Processing of Blood Specimens for Common Laboratory Tests; Approved Guideline-Fourth Edition. CLSI document HI8-A4. Wayne, PA: Clinical and Laboratory Standards Institute. 2010.

[3] World Health Organization. Use of anticoagulants in diagnostic laboratory: stability of blood, plasma and serum samples. Geneva: World Health Organization, 2002.

[4] 中华人民共和国卫生部. 临床护理实践指南（2011 版）. 北京：人民军医出版社, 2011.

第七章
标本前处理信息化、自动化与智能化

实验室标本检测分为分析前、分析中和分析后三个阶段,分析前阶段即标本前处理阶段,主要包括:医生开检验申请、患者准备、信息核对、标本采集、标本运送、标本接收、标本送检等几个环节。标本前处理阶段占整个检验分析过程中约 60% 的时间,是检验质量管理控制中最难把控的部分。优化标本前处理流程,提高标本前处理速度,可以缩短患者等待报告时间,提高就医体验和满意度。

标本前处理信息化、自动化和智能化建设是缩短标本分析前时间、优化标本分析前流程的重要措施,可以有效保证患者及标本信息的准确性、标本流转和分送的及时性等。

第一节　标本前处理信息化

标本前处理信息化主要依靠实验室信息系统(laboratory information system, LIS)来实现,实验室信息系统兴起于 20 世纪 90 年代初,是伴随着医学检验科和医学实验室检验的多样化、高效性、准确性、实时性和检验设备智能化的发展孕育而生的,是一种应用于医院检验科和医学实验室的智能化网络管理系统。LIS 把实验室的各种检验仪器设备通过计算机连成局域网,并与医院信息系统(hospital information system, HIS)或临床信息系统(clinical information system, CIS)互联,LIS 从 HIS 或 CIS 获取检验医嘱,然后生成与检测项目对应的涵盖患者所有信息的试管条码,并把条码信息与检验仪器联网,将检测命令传递给仪器设备,检测完毕后检测仪器再把结果回传给 LIS,最终将检验结果以电子报告的形式反馈给临床医生。

实验室信息系统涵盖检验分析前、分析中和分析后过程,它是医院信息管理的重要组成部分之一。检验科的仪器设备越来越多地采用计算机控制,自动化和智能化程度越来越高,逐渐脱离了原始的手动处理程序,有效避免了因人工失误导致的错误事件。因此,在管理模式上计算机信息化管理替代人工管理也就成了必然趋势。

实验室信息系统的应用是检验前、检验中和检验后质量控制的有效手段,能够全面提高检验科的自动化程度,优化检验流程,降低差错率,保证检验质量,提高工作效率。

一、实验室信息系统的需求

(一)基本需求

实验室信息系统(LIS)应具有兼容性和写入性,能够与医院信息系统或仪器设备软件及其他信息系统对接,并根据实验室需求随时调整程序条件。

标本前处理信息系统主要涉及:条码生成模块,标本采集模块、标本流转模块、标本接收模块、标本检测模块、掌上电脑(personal digital assistant, PDA)标本处理模块等。

(二)标本前处理信息化流程

医嘱信息–生成条码–核对信息–标本采集–采集确认–实验室流转/接收–录入检测系统。

(三)权限设置与记录

实验室应建立 LIS 操作程序。所有工作人员应该设置登录 LIS 系统的用户名(姓名、缩写名或工号)和密码,并根据岗位需求设置 LIS 系统各模块的权限。各信息模块,需记录登录人员姓名和/或采样时间。

(四)实时记录

为确保所有已采集的标本都能及时进行检测,防止标本在某一环节丢失或遗漏,信息系统应实时记录标本状态和各状态处理人员。各医疗机构可根据该机构 HIS 和 LIS 管理模式对项目处理状态进行自主命名。

1. **常规状态** 主要包括:已采集、已流转、已接收、正处理、已审核、已打印等。

2. **特殊状态** 如患者存在停止医嘱、出院、退费等特殊状态,也应该在系统中显示:已退费、已停止、已出院、已拒收等。

3. **其他信息** 采集人员、接收人员、备注信息以及上述各种状态的时间点等信息。

LIS 系统显示的信息必须包含但不局限于上述信息,检验科或实验室也可以根据标本采集及检测管理流程添加其他状态信息。

(五)统计查询功能

1. **统计功能** LIS 系统中标本采集信息系统应具有统计查询功能。根据医学检验科或实验室的统计需求和管理需求设置统计模块。

2. **查询功能** 查询条件应至少包含:姓名、条码号、唯一识别号,时间和日期、标本状态、项目信息等。

（六）信息系统辅助设备

计算机,条码扫描器,条码打印机,回执单打印机,报告打印机等。

二、条码生成模块

（一）条码生成

1. **常规条码**　检测项目条码的生成需 HIS 系统与 LIS 系统紧密衔接,医生在 HIS 系统开医嘱后,LIS 系统按预设规则自动生成项目条码。

2. **编辑条码**　LIS 系统除自动生成条码外,某些特殊情况,还需具有手工录入检测项目自动生成条码的功能,内容应至少包括:姓名、性别、年龄、条码号、患者唯一号识别号(住院号/登记号/病案号)、项目信息、科别及床号、条码生成时间和特殊备注等。

（二）条码涵盖信息

通常医嘱信息生效后即可生成条码信息,条码具有唯一性,与医嘱项目一一对应,扫入 LIS 任一模块均应包含以下内容:

1. **患者基本信息**　条码号、姓名、性别、年龄、项目信息、申请日期及时间或条码生成时间、联系方式等。

2. **患者住院信息**　门诊或住院、科别及床号、临床诊断、患者唯一号识别号(住院号/登记号/病案号)、申请医生等。

3. **检测项目信息**　标本类型、检验目的/项目、采样时间、采样人员、收样时间、录入时间、审核时间、审核人员、特殊备注、收费状态等。

4. **其他**　收费状态、特殊说明、既往特殊信息提示或特殊显示等。

（三）条码显示信息

条码涵盖的信息无需全部显示在打印的纸质条码上,一般需要在纸质条码上显示以下信息:

1. **必备信息**　姓名、性别、年龄、条码号、患者唯一号识别号(住院号/登记号/病案号)、项目信息、门诊或住院、科别及床号、申请日期及时间或条码生成时间等。

2. **其他信息**　特殊要求(空腹或其他)、采血管颜色、申请医师、项目检测组别等。

3. **回执信息**　可设置双联条码,一联粘贴采血管,另一联交给患者,用于提示检测项目取报告时间及地点,同时可以作为患者查询或打印报告的凭证。

（四）条码或项目状态

条码一旦生成,LIS 中即可查询该条码对应的检测项目,并在项目状态栏显示为某一特定状态(如:已生成),此状态可根据各医疗机构 HIS 和 LIS 管理模式对其自主命名。

（五）条码格式

LIS 系统需根据医学检验科或医学实验仪器设备识别条码的需求,设置条码格式。

三、标本采集模块

（一）叫号系统

各检验科或实验室可根据本院采血患者的多少来确定是否建立采血叫号系统。采血叫号系统需根据各医院患者特点或工作流程设置排号规则，患者在取号终端上取排队号后，根据预先设置的分配规则，在采血窗口叫号和/或显示，同时叫号系统最好具备预叫号功能，以方便患者提前准备，缩短采血准备时间，提高工作效率。

（二）采集确认

采血时必须逐项核对患者手中的条码信息或检测凭证，无误后方可采集标本。按血液采集标准操作程序完成标本采集后，需在 LIS 采集模块中进行采集确认。同时，系统应自动记录采集时间和采集者信息，并将"已采集"状态计入条码系统内，将该项目状态由生成条码状态变为"已采集"。

（三）状态确认

当患者已出院或某一医嘱因各种原因取消时，HIS 需及时将此状态信息推送给 LIS 终端。在标本采集环节进行提示：已停止/已出院/已撤销等，避免患者不必要的穿刺和采血，也可以避免采血管的浪费，减少后续工作。

（四）费用执行

通常 HIS 中医嘱费用应该在标本采集后才进行费用确认或执行计费，通常在 LIS 系统进行采集确认时或标本接收时执行这一动作，将确认状态回传给 HIS 完成计费。各医院可根据医院或实验室管理需求，在标本采集确认环节或标本接收环节进行费用确认，如有其他计费方式则不需要此环节。

四、标本流转模块

不同医疗机构采血点的设置不尽相同，几乎所有已采集的血液标本都需由采血点转运至检验科或实验室，为避免转运过程中标本丢失，确保每一个标本均可追踪，LIS 应设置标本流转模块。

（一）人工运送

人工运送，需按检验科或实验室规定的转运流程进行，由培训合格的运送工人按规范进行标本的运送流转。

1. **逐一流转** 如果采血点较分散，则需在每一个采血点安装标本流转模块，标本转运人员登录该模块后，需逐一扫描记录转运的标本，同时系统自动记录标本取走时间和取走人员，标本送至检验科或实验室后需再次登录标本流转模块，逐一扫描送达的标本，同时系统自动记录送达时间和送达人员。

2. **打包流转** 为节约逐一扫描标本的时间，提高检验科或实验室标本周转时间（turn

around time，TAT），各检验科或实验室可在 LIS 标本流转模块设定打包规则，按特定规则将标本打包转运，送达检验科或实验室后再解包。同样，LIS 需记录每一个标本包的打包时间和解包时间以及转运人员。

（二）自动传输

近年来，标本传输自动化技术发展迅速，具体传输方式见本章第二节标本前处理自动化与智能化。

五、标本接收模块

通常标本转运完成后，需要在 LIS 标本接收模块进行接收计费（也可在采集确认环节进行计费），同时在此环节判断标本是否存不合格情况，如：量少、溶血、采血管使用错误等肉眼可见的影响检测的因素，并及时进行处理。

（一）接收确认

标本送达检验科或实验室后，工作人员需登录 LIS 标本接收模块，逐一扫描标本进行接收确认，将标本进行离心或直接分发到各检测实验室或检测组。同时系统自动记录标本接收人员和时间。

（二）标本拒收

1. 建立规则 检验科或实验室应设立各检测项目的标本接收规则、让步规则和拒收规则。样本分发工作人员可以对肉眼可见的已明确可影响检测结果的标本进行拒收处理，如标本量少、凝块、溶血（根据检测项目判断）、采血管使用错误等因素。

2. 标本退回 LIS 标本接收模块应设置标本退回功能，LIS 可将常见的拒收原因维护到标本退回系统内，以下拉键或勾选的方式进行选择。确认标本需要拒收时，需及时电话通知临床医生或门诊患者，在标本退回工作站，扫描要退回的标本条码号，备注或选择退回原因后方可退回，如有必要可备注与医生或患者联系内容，同时系统自动记录退回人员和退回时间。退回的不合格标本在 LIS 的各个模块中都应可查询，并显示"已退回/拒收"。

3. IIIS 提示 如信息系统完善，则可以在 HIS 终端弹出提示框，告知医护人员：患者信息、退回项目及原因，以便医生根据患者情况决定后续处理。

（三）统计查询

根据检验科或实验室需求设置相应的统计功能，可设计成报表形式，方便统计工作。

六、PDA 标本处理模块

掌上电脑（personal digital assistant，PDA）最大的特点就是具有开放式的操作系统，支持软件升级，可应用于各行各业，用于医疗行业可有效地协助处理移动医疗工作。

对于医院而言，由于病房患者较为分散，无法到集中采血点采血，PDA 可以有效地应用于病房患者采血，协助核对患者基本信息、确认采血项目、实时记录采集时间和采集人员，并实时执行相关费用。

PDA 标本处理系统最好由 LIS 完成,可作为实验室信息系统的一个独立模块,应涵盖采集确认、接收、计费、标本流转等标本前处理的所有模块。PDA 处理的所有信息在任意一台电脑终端 LIS 各模块中均可查询处理。

(一) PDA 设备要求

1. 设备小巧,方便携带;

2. 操作简单,耐用,高储电,低耗电;

3. 接收无线信号的能力强;

4. 具有扫描器,可识别一维码和二维码。

(二) 配套设施及环境

1. 病房内需全面覆盖较强的无线信号;

2. 住院患者腕带应设有二维码,用于 PDA 扫描确认。

(三) 患者信息

1. **信息显示** 采血工作人员登录 PDA 标本处理程序后,可查看相应病区所有待采集的检验项目,如有急诊或特殊检测项目,信息系统需进行特殊提示,以便采血人员优先处理。

2. **信息核对** 采血工作人员在床旁用 PDA 扫描患者腕带二维码,当患者信息与 PDA 显示的当前患者信息不一致时,需弹出提示框,并无法进行后续采集工作,直至信息核对一致方可进行标本采集。

(四) 采集接收

标本采集完成后需将标本逐个扫描确认,并将采集确认的状态实时反馈给 HIS,HIS 中相应的医嘱变为执行计费状态。

(五) 标本流转

标本采集完成后需要将标本运送至检验科或实验室,为防止运输过程标本丢失或遗漏,PDA 标本处理模块可设有打包流转功能,根据临床检测需求设立打包流转规则及频次,在 PDA 系统打包后,将标本运送至检验科或实验室,再进行开包或解包动作,完成标本流转。

第二节 标本前处理自动化与智能化

检验标本流转时间(turn around time,TAT)是实验室 ISO15189 认可中不可或缺的内容,是衡量医院服务质量的重要指标。TAT 时间计算从标本的申请、患者取样、标本的运送、标本的核收、检验、审核到患者得到检验报告的总耗时。但由于从医生开申请到标本采集的时间无法进行标准化控制,所以对实验室而言,通常 TAT 是指从标本采集到检测结果审核的时间。

标本分析前阶段占用了标本检测总时间的 60% 左右。这些年实验室内自动化设备的广泛使用大大缩短了标本的检验时间；但是由于标本在进入实验室前的处理环节未引入自动化的设备系统，仍然依赖于大量的手工操作，对标本检验前的采集、运送等过程缺乏科学有效的管控。

标本分析前包括检验前的所有环节：标本采集、运输、流转、接收、计费等多个环节。检验科或实验室标本分析前信息化、自动化、智能化是保证患者标本及时准确检测的重要措施。标本分析前涉及的自动化和智能化环节主要有：医院智能采血系统、标本自动传输系统和标本自动分拣系统。

在传统的标本采集流程中，患者信息核对、选取采血管、打印及粘贴条形码、患者等候、标本采集后的收集工作大都由人工完成，传统的标本采集流程效率较低，流程烦琐且出错率较高。

为了改变传统的人工采血流程，医院智能采血管理系统应运而生。智能采血系统可以替代传统的人工采血工作管理，优化了采血流程，提高了工作效率，同时减少患者采血等候时间，也避免了采血工作人员由于失误导致的差错。此外，智能采血系统将医院信息系统（HIS）和实验室信息系统（LIS）有机相连，不仅发挥各自更大效益，也方便了工作量统计和物资的管理，实现了医院标本分析前全过程的智能化管理，全面提升了医院管理和自动化水平。

一、标本采集过程自动化与智能化

尽管目前大部分医院都实现了标本采集的信息化管理，但标本采集过程依旧采用的是传统的流程：患者排队等候；窗口内准备采血；人工核对患者信息；人工选择采血管；人工粘贴采血条形码；人工收集标本等。随着科学技术日新月异的发展，采血管的选择和条形码的粘贴也逐渐实现了自动化，即医院智能采血管理系统，全面的智能化采血管理应实现：取号 - 叫号（预叫号）- 选管 - 贴标备管（预备管）- 信息核对 - 采集确认 - 标本收集等过程。

（一）门诊排队叫号及自动备管

目前大部分信息系统都可以实现采血排队叫号功能，智能化排队叫号功能需结合各医院具体需求制订取号及叫号规则，结合贴标机仪器和信息系统设置叫号及自动备管规则。

1. 硬件需求　取号机、贴标机、叫号显示屏、扫描器、窗口操作显示屏等。

2. 排号规则　按各医院流程和患者类型设置排号规则，除常规号段外，应该设有优先规则的号段：如老年人、急诊患者、儿童、孕妇、军人、残疾人等。

取号平台可以为开放式，也可以是封闭式。开放式就是患者或工作人员在取号界面可勾选要采血的项目；封闭式就是按照预先设置的规则，通过信息平台筛选有效的检测项目均可取号。排号单上最好含有二维码或一维码与患者信息一一对应。取号后将患者信息和采血信息发送给贴标机。

3. **叫号和备管** 窗口叫号时,患者手持排队号到相应采血窗口,采血人员将取号单或患者其他信息凭证扫描确认。

备管是指贴标机根据计算机系统内预先设置的检测项目对应的采血管颜色(即类别),自动选择检测项目对应的采血管,并将打印的条码粘贴在相应采血管上。

4. **预叫号和预备管** 预叫号是指在当前正在采血患者的后面根据排号顺序设置一个或多个等候的患者,这样可以提醒患者提前到采血窗口等候,并按采血要求预先做好个人准备工作。

预备管是指贴标机根据预叫号的患者信息,提前为预叫号患者准备采血管,避免患者在窗口等候时间过长,提高采血工作效率。

5. **优先叫号** 优先叫号需要强大的信息系统支持,各医院可根据就诊患者的疾病类型,年龄分布、患者状态等设置优先叫号规则,保证特殊患者及时完成采血。

(二)信息核对

无论是传统的标本采集流程还是智能化采血管理系统,患者信息核对是标本采集最重要且不可或缺的环节。为确保患者信息正确,建立完善的信息系统势在必行,也是重要保障,而人工核对也是必不可少的环节。

1. **系统核对** 完善的信息系统可以避免信息错误,智能化采血管理在叫号环节,通过扫描患者排队号条码或二维码,与窗口显示屏上当前患者信息进行信息核对,内容应包括:姓名、性别、年龄、患者身份唯一识别号等,如信息不一致,采血系统工作站需提示采血人员,工作人员再进一步进行核实及后续处理。针对已退费/已停止或其他无效医嘱,智能采血管理系统应该进行相应的提示,并且贴标机不予备管,避免多采集血液标本以及节约备管时间。

2. **人工核对** 完善的信息系统可以有效地规避或提示患者信息错误或存在的不一致(偏差),但人工核对是不可或缺的环节,也是对信息系统自动核对的补充,以确保标本信息准确无误。患者身份识别至少包括三个识别因素:姓名、身份唯一识别号、年龄或床号等。除核对患者身份外,还需针对特殊检测项目对患者身体状态的要求进行核实,如是否空腹、生理周期、服药情况、采血体位等。

3. **人脸识别系统** 人脸识别系统以人脸识别技术为核心,是近年来新兴的生物识别技术,通过摄像系统快速的捕获人脸特征,并利用计算机图像处理技术从视频或图片中提取人像特征,主要用于人员出入管理、门禁考勤、监控管理等。目前三维人脸捕获的是立体的人脸图像,对于各种光线环境下的人脸比对识别具有更高的准确度、光线和姿态宽容度和更高的防伪性。由于儿童处于生长发育过程中,面部生物特征随着年龄增长会发生变化,所以人脸识别系统不适用于儿童。

(1)人脸识别比对模式:人脸识别比对分核实式和搜索式两种比对模式。第一种是将捕获到的人像与数据库中已登记的相应对象进行比较,核实两者是否为同一人。第二种比对是从数据库已登记的所有人像中进行搜索，查找是否有所捕获到的人像存在。

（2）人像识别系统在医疗系统的应用：近年来人脸识别系统从政府办公（铁路、公安部门等）和银行等行业，逐渐向医疗机构推行，人脸识别在医疗行业可应用于患者诊疗过程的每一环节，主要用于患者就诊身份核实，有效地防止诊疗环节中的患者与办卡患者非同一个体的情况。人脸识别要求患者在建立就诊卡时就进行人像采集并保存在数据库内，当患者进行标本采集或其他诊疗活动时，再次捕获患者人脸信息并与数据库已登记的人像信息进行比对，比对通过方可进行采集或相应诊疗活动。

（三）标本采集及确认

标本采集完成后，需进行采集确认，用来记录该检测项目是否已完成采集，方便监督标本从采集到报告审核每一环节的状态。

1. **标本采集** 按血液标本采集操作规范进行。

2. **采集确认** 标本采集完成后，需注意扫描确认，同时在窗口操作界面需能观察相应的状态改变，并将"已采集"的状态计入信息管理系统内，并实时发送给 LIS 系统。

（四）标本收集

标本采集完成后需进行标本收集，传统的收集方式是由工作人员到各采血窗口逐一收集，耗费了大量的人力和时间，而且存在标本遗漏或丢失风险，无法实现标本采集到检测的连续性，也无法保证标本检测 TAT。智能化标本收集系统可以采用轨道装置，采血人员完成采血及采集确认后，直接将标本放入传输轨道内，由轨道将标本实时转运至特定的收集仓或分拣仓内再进行后续处理。

二、标本智能化传输／医院标本传输系统

现阶段我国大部分医院物流运送的现状是"专职递送队伍＋手推车＋多部电梯"，这种物流传输方式存在明显的弊端，容易导致标本运输延迟，标本遗漏或丢失，从而导致标本检测 TAT 延长，而且投入的人力成本也较高。标本智能化传输就是通过传输轨道、气动管道、转运机器人或电梯等自动化方式将标本从采集窗口运输到指定地点，也可实现标本采集后经传输轨道或管道直接传输至相应检测仪器进行检测，极大程度地提高标本运输的效率，降低人力成本，避免人工运输导致的标本迟滞或丢失等问题。

（一）标本智能化传输的优势

1. **提高转运效率** 与人工运输相比，标本智能化传输具有传输速度快、准确可靠等特点，可以做到"更卫生、更安全、更快捷"，是现代化医院提高医疗服务质量的有效保障。

2. **节约转运时间** 在医学检验领域，随着实验设备和检验技术的高速发展，标本检测时间逐渐缩短，但是标本从采集到送达实验室的周转时间（标本在运送过程中所耗费的时间）仍然占据了 TAT 大部分的时间，标本智能化传输能有效解决标本运输流程分析前的不足，确保血液标本快速安全及时到达实验室内部进行检测。

3. 降低转运差错　传统的人工运输存在安全隐患:标本转运差错问题,例如:标本丢失、送达延误、标本滞留、标本破损、交接失误等。标本智能传输系统实现了点对点传输,减少了中间环节,可以极大程度地避免上述差错。

智能化的传输方式应具有设备故障率低、操作简便、能实时追踪标本状态、与 LIS 系统和智能贴标系统兼容、传输速度可调、避免标本堆积和滞留等基本功能。

(二)目前常用的标本传输系统

1. 轨道传输　轨道物流传输系统是将医院的各个科室通过轨道连接起来,以轨道作为运输路径,在计算机的控制下,通过轨道小车在科室间进行物品传递的系统。可用于血液标本、病理标本等医疗物品的传输。

(1)轨道传输系统组成:轨道式物流传输系统一般由收发工作站、智能轨道载物小车、物流轨道、轨道转轨器、自动隔离门、中心控制设备、控制网络等设备构成。

(2)轨道传输系统用途:轨道式物流传输系统发明和应用已近四十年历史,其主要可以用来装载重量相对较重和体积较大的物品,检验科可通过轨道小车将病房和其他采血点采集的血液标本传输至实验室内部,适合距离较短的点对点运输。该系统还可用于其他医疗物品或物资的点对点传输。

(3)轨道传输系统不足之处:传输速度较慢、无法实时连续传输、占用空间较大、楼体改建复杂等。

2. 气动传输　医用气动物流传输系统是以压缩空气为动力,借助机电技术和计算机控制技术,通过网络管理和全程监控,将各科病区护士站、手术部、中心药房、检验科等数十个乃至数百个工作点,通过传输管道连为一体,在气流的推动下,通过专用管道实现血液标本或其他医疗物品的智能双向点对点传输,传输速度快,节省空间。

血液标本气动传输方式:一类是单管传输;一类是多管传输。

(1)单管传输:标本单管传输即一次发送一只血液标本,传输通道较细,通常直径为25 mm 左右,通过空气压缩机推动压缩空气,进而推动标本在管道内连续传输,使标本保持连续性,多个标本之间存在固定压力的气体使标本保持一定距离,保证标本间不会碰撞。标本接收端可直接连接标本分拣系统或传输至实验室检测仪器进行检测,使标本从采集到检测实现全过程自动化,无须人为干预。

标本发送端可手动装载标本,如连接自动进样装置,则可替代人力装载样本,保证标本实时发送传输,同时节约人力成本,提高工作效率。

单管传输的不足之处:可传输物品较为局限。目前单管传输仅限于标准尺寸的真空管采血管,而且标本采集后尽量保持真空管密封,避免开盖。血培养瓶、鼻/咽拭子以及特殊采样容器以及其他医疗物品无法通过单管气动传输装置传输。

(2)多管传输:多管标本同时传输,需先将要传输的血液标本装入专用传输容器内,一般是传输瓶。传输瓶传输也是以压缩空气为动力,通过电脑控制系统控制多条传输通道,在控制系统上进行发送或回收等操作,将传输瓶通过气动管道传输至目的区域。传输瓶传输还可以传输其他物品,如药物、手术器械、医疗物资等,适合医院建立全院医疗物品物流系统。

多管传输不足之处:①安装空间要求高,由于传输瓶瓶体较大,故对传输管道直径要求也较大(通常＞100 mm),因此安装轨道及相应设备需要足够的空间,包括平面空间及穿越楼层所需空间,而且安装该设备对楼体改建要求较高。② 接收端须人工操作,气动传输接收端需工作人员从传输瓶内取出标本,再将标本进行二次分送,无法实现与标本分拣系统或实验室检测仪器直接连接。

3. 自动导引车运输系统   自动导引车(automated guided vehicle,AGV),是指在计算机和无线局域网络的控制下的无人驾驶自动导引运输车,经磁、轨道或者激光等导向装置引导按程序设定路径运行并停靠到指定地点,完成一系列物品移载、搬运等作业功能,从而实现医院物品传输。用于医院物流运输的自动导引车,即通常所说的转运机器人或物流小车。

(1)自动导引车运输系统组成:一般由自动导引车、各种不同设计的推车、工作站、中央控制系统、通信单元、通信收发网构成。

(2)自动导引车运输系统功能:主要用于取代劳动密集型的手推车,运送患者餐食、衣物、医院垃圾、批量的供应室消毒物品等,能实现楼宇间和楼层间的传送,也可应用于检验科血液标本转运,由于适合批量转运,所以无法实现血液标本的实时性和连续性转运,一般可用于实验室内部标本的运送。

第三节   血液标本智能化分拣系统

患者血液标本采集后,通常会由专门的标本处理人员将标本分送至各专业组进行检测。人工分送标本存在诸多问题:标本分送错误、标本分送延迟、分拣过程标本丢失等。血液标本智能化分拣系统,可根据实验室标本检测需求设定分拣规则,将不同检测组别的标本分拣到指定的仓内,从而快速准确地进行检测。

医院标本自动分拣设备,由一台微型计算机,一台条码识别设备和一台标本承载平台组成,通过链条传送将标本逐一送至条码识别设备,根据预设的分拣规则,再将标本分入相应的仓内。

一、分拣规则设定

标本自动分拣软件应能与 LIS 及 HIS 系统对接,通常应根据各检验科检测需求设置分配规则。一般可有多种方式进行分配:一是按标本管颜色进行分配;二是按条码上的检测项目进行分配；三是按科别以及急诊和平诊检测进行分配。

二、标本核收功能

标本自动分拣软件需与 LIS 系统进行对接，并实现血液标本的管理功能，将所有进入分拣设备的标本进行核收，并将标本核收状态传输给 LIS 系统记录标本状态。还可根据各医院标本管理流程，进行相应的对接。如果有医嘱执行计费需求，还需在 HIS 系统执行条码对应的医嘱或进行计费。

三、标本查询功能

标本自动分拣软件须设有查询统计功能，能够查询每一标本状态，可根据各实验室需求进行血液标本的分类及统计。

四、特殊标本预警功能

标本自动分拣软件须设预警功能，预警信息及内容主要包括无法识别的标本（条码不清晰、分拣规则不明确等）。如标本自动分拣系统与 PDA 系统或标本智能采集及传输系统进行连接，预警内容还需包括超时预警，即已采集但超过规定时间分拣机未核收的样本，以便及时查找该标本所处状态，避免标本遗漏。

（王海娟）

主要参考文献

[1] 曹政媛. 临床检验全面质量管理的实验室信息系统应用分析. 临床医药文献电子杂志，2018, 5（53）: 183-186.

[2] 李伯安. 一种医学临床实验室全信息化管理系统. 北京: CN106372427A, 2017-02-01.

[3] 钱树坤. 浅谈实验室检验前的质量控制. 世界最新医学信息文摘，2017, 17（83）: 107.

[4] 季家红. 临床实验室自动化系统选择策略. 健康之路，2017, 16（10）: 218.

[5] 周书剑. 全自动智能采血管理系统在门诊采血室中的临床应用评价. 中国医疗器械信息，2019, 25（18）: 166-168.

第八章
血液检测全过程安全控制

静脉穿刺是目前的医疗过程中不可或缺的检查手段,静脉血液的检测为疾病的诊断和治疗过程监测提供了有效且可靠的指标。但是,静脉穿刺也是一种有创性的检查过程,穿刺过程中存在一定的风险。采血人员应当在充分认识到风险的前提下,尽量确保医疗安全。

第一节　患者的安全

由于静脉穿刺是一种有创性的检查手段,所以在穿刺过程中,可能会造成患者精神紧张、疼痛、不适,同时这种有创的操作对患者也存在一定的风险,包括血肿形成、感染、动脉痉挛、医源性贫血等,采血人员应当充分认识风险,提前做好应急预案,保障患者安全。

一、安抚患者情绪

在采血操作开始前,采血人员应当先安抚患者情绪,使患者保持平静,从而保证采血过程能够顺利进行。静脉采血前避免跑步、骑车等剧烈运动。采血过程中可能引起疼痛,造成患者内心紧张,采血人员应当提前告知患者,静脉穿刺时可能存在轻微不适,但疼痛感轻微且短暂,安慰患者放松心情,尽量配合。

采血前询问患者是否进食,是否有晕血史,请患者保持坐姿,充分暴露一侧上肢,协助患者调整采血姿态便于采血。

婴幼儿的静脉采集操作较为困难,主要源于婴幼儿的不配合,对于此类患者应当提前调整好采血姿态和上肢摆放位置,并告知陪同者固定采血姿势的重要性,请陪同者协助配合。同时，采血人员可以言语安抚待采血婴幼儿，尽量缓解婴幼儿的紧张情绪，降低婴幼儿对采血的不良印象。

二、静脉采血患者的风险和并发症

静脉穿刺作为一种有创性的操作，对患者有一定的风险，实验室采血人员应当充分认识到风险的存在，并制订相应的安全措施，防止静脉穿刺给患者造成健康危害和并发症。标准化的操作、训练有素的采血人员可以有效降低静脉穿刺风险，达到协助临床诊疗的目的。

1. **血肿形成** 血肿是由于穿刺过程中或者穿刺后血液进入组织形成，是静脉穿刺最常见的并发症，可能形成局部的肿块，并引起疼痛刺激症状。

以下操作可能引起血肿形成：

（1）穿刺针头刺破了血管的后壁；

（2）多次重复穿刺不成功；

（3）拔针未提前解开压脉带；

（4）穿刺后按压止血部位错误，或者按压力度不够，时间不够长。

血肿形成后，需立即解开压脉带，拔出采血针，并在局部按压至少2分钟；同时可以冷敷缓解局部疼痛。

2. **感染** 静脉穿刺作为一个有创性操作，可能在血管穿刺部位发生感染，虽然感染概率较低，但是也需要引起重视，保护患者安全，防止穿刺部位感染甚至是血流感染的发生。

在给予患者穿刺前，需更换无菌的一次性医用垫巾，做到一人一巾一换。同时需准备好消毒灭菌的压脉带、持针器和一次性的针头，选出适用的一次性采血管。采血人员在采血前需清洗消毒双手，如果是戴手套操作的采血人员，在给予每个患者采血前，均需更换手套。患者在采血期间需充分暴露穿刺部位，采血人员按照规范对穿刺部位进行严格的消毒，且在消毒完成后不能再接触穿刺部位。对于穿刺难度较大必须进行触摸采血的，接触消毒后的穿刺部位之前，必须对触摸的手指消毒。穿刺处皮肤不得有糜烂、感染、破溃、皮疹、肿胀、发炎等。对于穿刺难度较大的小儿，需扩大皮肤消毒范围。采血后使用一次性的无菌脱脂棉进行按压止血，按压时间需保持至少15分钟，穿刺完成后，采血人员需重新清洗消毒双手。

3. **动脉痉挛** 静脉穿刺时意外穿刺到动脉，则可能发生动脉痉挛、循环障碍、患肢供血不足、皮肤温度下降等症状。这种意外事件的发生概率相对较低，大多常见于试图进行贵要静脉穿刺时，意外碰到肱动脉，导致肱动脉痉挛。为了避免这种意外事件的发生，采血人员需谨记穿刺的正确部位，如果发生，则需积极采取措施恢复患侧血供，避免缺血坏死的发生。

4. 医源性贫血　从健康成人采集一定量的血液用于实验室检验,通常不会导致贫血的发生。但是采集婴幼儿血液,尤其是早产儿血液时,则需特别注意避免采血量过大,导致婴幼儿出现医源性贫血。避免这种意外事件需要临床医生和实验室工作人员共同协作。临床实验室需先确认各项实验室检验所需的最少采血量,主要是针对新生儿和早产儿的最低采血量,并将其告知临床医生和护士,而临床医生需确定当天已经采集的项目,并汇总当天已经采集的血液量,避免检测项目过多,采血量过大导致的医源性贫血发生。

5. 神经损伤　为了防止神经损伤,需固定患者手臂,缓慢进针,如果发生剧烈疼痛、感觉异常或整个手臂麻木且疼痛扩散,则需及时停止进针,并采取相应措施,检查神经是否受损。

6. 疼痛　穿刺中和穿刺后的疼痛通常程度很低,是可以忍受的,在穿刺前对患者做好提前告知和解释工作,消除患者紧张情绪,让患者尽量放松。在采血过程中可以与患者说话分散其注意力,同时缩短采血时间。对于情绪紧张哭闹的婴幼儿,可以言语安抚,或给予儿童玩具分散注意力,以便于顺利采血。

7. 凝血功能障碍　有出血倾向或凝血功能障碍的患者应谨慎采血,避免大静脉采血,采血前需提前告知患者风险,最好有医生在场的情况下进行采血穿刺。有抗凝剂使用史或溶栓治疗史的患者,应延长压迫时间,直至确认无出血,方可松开。

8. 血管迷走神经性反应　标本采集整个过程中,可能出现血管迷走神经性反应过于活跃,从而导致患者发生晕厥,在这个过程中可能出现心率减慢、血压降低、血液集中至腿部,脑部供血不足,短暂意识丧失。为了避免上述情况出现,对于有晕针史的患者,需要提前告知,充分消除患者紧张情绪,并在晕厥发生时及时采血相应措施。

第二节　采血人员的安全

静脉采血的环节涵盖了标本采集、接收、交接、运输、储存和废弃标本处理等多个环节,以上各个环节均存在生物危害风险。随着人口健康需求和医疗技术水平的同时提高,静脉采血量也一直在持续增长,采血人员职业暴露的风险也日益增加。据文献报道,大多数采血人员都曾有职业暴露的经历。采血人员每天从事血液采集与储存等相关工作,因接触人群的复杂性及工作性质、工作环境的特殊性,每天面对和接触大量的不明原因的病原体,职业损伤居高不下。为了提高采血人员的职业防护意识,采取更有效的防护措施减少职业暴露的风险,本书对静脉穿刺相关工作中存在的安全隐患及其防护措施总结如下。

1. 职业暴露的途径和种类　职业暴露的种类主要有生物、化学和物理等。

(1)生物性职业暴露:临床采集的患者血液中有可能含有 HBV、HCV、HIV 等,增加了静脉采血人员职业暴露的风险。

（2）化学性职业暴露：采血护士每天要接触化学消毒剂（含氯消毒液、碘酒和乙醇等），这类化学消毒剂具有一定的刺激性和腐蚀性，不加防护的长期接触可导致气促、头痛、接触性皮炎等。

（3）物理性职业暴露

1）针刺伤：针刺伤发生的主要环节是采血、拔针、针头回套或锐器桶盛装过满等。采血人员是发生针刺伤、感染经血液传播疾病的高危职业群体，虽然大部分采血护士注射了乙肝疫苗，但是 HCV、HIV 疫苗尚未问世，依然存在较大的安全隐患。

2）采血过程中血液外溢：可能是因为采血结束止血位置按压不当，或棉球过小血液外流，这些情况都会不同程度地污染采血护士的手部皮肤。当皮肤存在破损时，与带有 HBV、HCV、HIV 的血液接触就有感染的可能。

2. 医疗机构职业暴露原因 职业暴露的原因主要有以下两个方面。

（1）职业防护知识缺乏：目前现有的大多数护理院校，均未设置职业防护教育课程，也无相应教材。长期以来，静脉穿刺安全防护主要针对患者，对采血人员的关注较少，缺乏对采血人员的职业防护管理，尤其是新上岗人员职业防护、安全工作技术和方法等知识欠缺，导致对职业暴露的危害缺乏充分认识，很多情况下未能采取相应的正确防护措施，对采血人员的健康安全构成了一定的威胁。

（2）操作规程执行欠规范：医护人员在实际工作中防护意识淡薄：部分采血人员在业务知识、业务技能上对自己没有严格要求，导致操作不熟练、不规范，甚至违反操作规程，如未戴手套接触标本或操作，采血操作中双手回套针头，采血者静脉穿刺操作不当，针头直接刺入浅表静脉导致血液溅到采血者身上，接触血液污染的物品后未及时进行清洁和消毒。

3. 职业暴露防护措施 职业暴露的防护措施主要有以下 5 个方面。

（1）职业安全教育：职业暴露重在防护，而防护的关键在于安全意识的培养。加强对采血人员的教育培训是减少职业性损伤的有效措施之一。加强岗前培训，开展全员生物安全知识的学习与培训，定期进行职业安全教育，使其熟悉职业暴露后的处理程序包括各种紧急处理措施。教育可采取集中授课、资料发放、知识测验等方式，有效提高工作人员自我防护意识和规范操作的能力。对医务人员进行职业防护教育已被多个国家认为是减少职业暴露的主要措施。在采血过程中，采血护士一定要严格贯彻《消毒管理办法》《医院消毒技术规范》《医疗废物处理条例》等一系列法律法规，熟练掌握技术操作流程，并采取相应的防护措施。

（2）严格按照操作程序规范化操作：在工作中，要求采血人员严格按照规范操作，强调操作后洗手和操作前戴手套。操作时严格按照安全措施规范执行，规范性应用防护用具，是防止职业暴露的关键。

（3）防止和减少意外针刺伤的发生：美国疾病控制和预防中心（CDC）的评估表

明,62%～88%的锐器刺伤是可以预防的。加强各个环节监控,规范操作行为,加强安全操作技能培训,改变不良操作习惯,正确处理污染针头是防止针刺伤的关键。首先应提高采血人员防止发生意外的意识,操作过程中注意力务必集中,手持锐器和针头时不要让锐利面对着自己或他人,禁止将使用后的一次性针头重新套上针头套,但需要重新套上针头套时,最好单手操作,防止将另一只手刺伤。将用过的针头丢入贴有标签的耐刺容器内,不得将手伸入容器内处理。有资料显示,锐器盒的使用可使针刺伤的发生率降低50%。

(4)清除血迹:按《医院感染管理规范》要求,凡接触血液的物品实行先消毒后清洁再消毒的原则。操作前后均用含有有效氯的消毒液擦拭操作台、地面、采血用仪器设备、冰箱等,当血液外溢至桌面或地面时,用含有5000 mg/ml的有效氯消毒液擦拭处理。

(5)做好个人防护工作:做好个人防护工作应遵循普遍性防护原则,将所有患者的血液及被血液污染的物品均视为具有传染性的物品,当接触这些物品时应采取防护措施。采血操作前应佩戴手套、口罩、帽子、隔离衣等,个人防护装备均应符合国家有关标准的要求,使用前应仔细检查,不使用标志不清或破损的防护用品,要正确使用防护装备,一次性用品不可反复使用。在工作中,对有皮肤破损的采血人员,按要求应避免与血液接触,但如果无法回避接触血液操作时,应将皮肤的破损处用创可贴等保护后,再戴双层手套。工作中不能用被污染的戴手套的手直接触摸患者的暴露表皮,如口唇、眼睛、耳朵和头发等。用后的针头或其他锐器应及时、正确地放入锐器盒中回收;在护理操作前后、下班前,用流水规范洗手;出现职业暴露后,应按职业暴露的相关处理程序进行处置。

4. 职业暴露后的处理　采血人员发生职业暴露后应立即进行紧急处理,并根据事故情况采用相应的处理方法。①皮肤污染部位用清水和肥皂水冲洗,并用适当的消毒剂浸泡;②怀疑皮肤有损伤或针刺时,尽可能在伤口周围处挤压出组织液或血液,然后用大量的清水冲洗,并用75%乙醇或0.5%碘伏进行消毒,禁止伤口局部挤压;③操作者眼睛溅入液体后立即用洗眼器冲洗,避免揉搓眼睛,连续冲洗至少10分钟;④工作过程中感染物污染衣物后,用消毒剂消毒被污染处,更换工作服和防护手套并同时将被污染的工作服高压灭菌消毒;⑤严重损伤或暴露,当感染性物质溅出来后,形成的气溶胶会造成很大危害,应立即采取措施保护易污染物质,并对工作人员进行疏散,对被溅处用消毒剂浸泡处理,消毒剂作用一段时间后清理被污染处。

HIV、HBV、HCV等病毒职业暴露处理:①一般处理时用肥皂液和流动水清洗污染的皮肤,用生理盐水冲洗黏膜,如有伤口应当在伤口旁轻轻挤压,尽可能挤出损伤处的血液,再用肥皂液和流动水进行冲洗,禁止进行伤口的局部挤压。伤口冲洗后用消毒液(如75%乙醇或0.5%碘伏)消毒并包扎,被暴露的黏膜反复用生理盐水冲洗。在处理的同时抽取暴露者的静脉血检测相关病毒并保留血样备用。暴露一年内定期检测病毒。采血人员发生HIV职业暴露后应根据原卫生部《医务人员艾滋病病毒职业暴露防护工作指导原则(试行)》

执行。②药物性处理应在发生职业暴露后尽早开始,最好在 4 小时内,即使超过 24 小时也应当实施预防性用药。③职业暴露后的报告和登记,建立和实施职业暴露的预防与控制程序,对每次职业暴露都要填写职业暴露登记表,详细记录事故发生时间、地点、过程、暴露方式、暴露的具体部位及损伤程度,对其性质、级别和暴露源种类及病毒载量水平进行初步评估,并对处理方法及处理经过详细记录。

总之,采血人员应将普遍性防护原则贯穿到日常工作中,采取正确的防护措施,有效地减少职业危害。

第三节 采血全过程的生物安全

静脉采血的安全并不只包括患者和采血人员两个要素,静脉采血贯穿了标本采集前、中、后全过程,所以对安全的关注不能仅局限在患者和采血人员的安全,还应当关注采集前后采血间的消毒、标本运输中的安全、标本储存的安全和标本废弃的安全。

1. 采血间消毒 采集前工作环境有效的消毒和防护不仅可以满足安全采血的要求,而且对工作人员的防护能起到积极作用。工作环境消毒可根据不同空间分别采用臭氧或紫外线等进行消毒。物体表面消毒,用 1000 mg/L 含氯消毒液擦拭,每个工作日工作前后消毒 2 次。消毒液应现配现用,不同区域的抹布不能混合使用,在与患者血液进行接触前后都应采用有效的消毒方法对接触的皮肤进行消毒,接触消毒剂时应戴乳胶手套,防止溅入眼内或吸入体内。

2. 标本运输中安全

(1)运送、离心、储存的全过程要求加盖密闭,标本的运送应该用标本运送箱,不能用手直接传送。

(2)标本在两个实验室间运输时发生溅漏的应急处理:在运输过程中,标本管破碎或倾斜,导致标本溅漏在标本箱内的处理:将标本箱转运至实验室内处理,同时追回患者标本。如果运输过程中标本箱连同标本管破碎,导致标本溅漏在实验室外,此时标本运输人员立即佩戴手套,并留守在发生地点旁,疏散行人和车辆,同时电话通知实验室生物安全管理员(或其替代人员)前来处理。实验室生物安全管理员(或其替代人员)到发生地点进行去污染处理,同时追回患者标本;如果人的生命与标本同时受到威胁,首先保证人身安全。所有因职业暴露导致员工死亡或 3 人及以上员工住院的严重事件,必须在 8 小时内报告科室负责人、医院感染管理科和医务科。

3. 标本检测后 每日检测后的样本由经过培训合格的专人负责统一放入样本储存库,并填写记录。珍贵样本标本、有特殊病情的样本和医疗纠纷样本等应立即按相关要求保存并登记。储存后的样本调用应由科室相关负责人同意并记录;为保护患者隐私,检测后的样本任何人无权随意外借。

4. 标本废弃　科室医疗废物日产日清,垃圾箱/桶每天定时更换;废弃的血液、体液标本,每天由经培训合格的专业人员从标本冻库中出库,统一用有警示标识的黄色袋子双层打包,并贴上标签,标签的内容包括产生单位、日期、类别及需要特别说明等。打包完成后与医院保洁人员交接,交接时双方签字确认垃圾袋数量和重量,并填写记录。最后密闭转运至医疗废物站。

如果包装物或者容器的外表面被感染性废物污染时,应当对被污染处进行消毒处理或者增加一层包装。如发生医疗废物流失、泄漏、扩散和意外事故时,应立即向检验科生物安全管理员或检验科主任报告,并按本医院的应急处理要求处理。

生物安全管理员应定期对各环节检查,并保留检查记录。所有登记记录资料至少保存2年。

(旷凌寒)

主要参考文献

[1] Padoan A, Sirini S, Mesiti C, et al. Evaluation of an improved small gauge needle for venipuncture in children with difficult venous access: Impact on sample quality, phlebotomist satisfaction and patient pain perception. Clin Chim Acta,2020,500:213-219.

[2] Makhumula-Nkhoma N, Weston K L, McSherry R, et al. The impact of venepuncture training on the reduction of pre-analytical blood sample haemolysis rates: A systematic review. J Clin Nurs,2019,28(23-24):4166-4176.

[3] Chan E, Hovenden M, Ramage E, et al. Virtual Reality for Pediatric Needle Procedural Pain: Two Randomized Clinical Trials. J Pediatr,2019,209:160-167.

[4] Cornes M, Ibarz M, Ivanov H, et al. Blood sampling guidelines with focus on patient safety and identification - a review. Diagnosis (Berl),2019,6(1):33-37.

第九章
实验室认可中标本分析前因素的解读暨质量控制

检验医学全面质量管理需保证检验的全过程中的每个环节操作正确规范。在过去的几十年中,随着检验技术标准化及信息技术、统计学质量控制和质量保证等手段的运用,检验过程的分析中阶段差错率比以往降低了90%。医学实验室认可是实现检验医学全面质量管理,改进整个分析过程质量的重要手段之一。值得关注的是,目前多数差错不是源于分析中阶段,而是源于实验室最难控制的分析前和分析后阶段。因此,认真解读和理解医学实验室认可中标本分析前要素,有利于保证分析前的质量管理。

第一节　CNAS、CAP认可准则中对分析前条款的解读

一、CNAS认可准则对医学实验室分析前过程的准则要求

中国合格评定国家认可委员会(China National Accreditation Service for Conformity Assessment, CNAS)颁发的CNAS-CL02《医学实验室质量和能力认可准则》中针对分析前过程共有七点,分别是总则、提供给患者和用户的信息、申请单信息、原始样品采集和处理、样品运送、样品接收,以及检验前处理、准备和储存。

CNAS对医学认可实验室分析前过程总的要求就是实验室应制订文件化程序和信息,以保证检验结果的有效性。

1. **提供给患者和用户的信息**　实验室应该为患者和其他用户提供相关服务的信息,包

括实验室地址及开放时间;含委托检验等临床服务种类;实验室提供的检验项目;指导检验申请单填写、患者准备、样品自采、样品运送等相关说明;患者知情同意要求;实验室接收和拒收样品的具体标准;可能对检验性能或结果解释有重要影响的各项因素;在选择申请及结果解释方面的临床建议;个人隐私信息的保护政策;针对投诉的处理程序等。

实验室提供这些信息,也是为了让用户充分了解到与此次检验有关的各类注意事项或解释内容,以保证实验室的检验结果具有可靠性和可信度,这是对实验室的声誉和权威性的维护,更是获得准确实验结果的重要条件。

2. **申请单信息** 临床医生开具医嘱所使用的申请单或电子申请单应该包含患者身份的详细识别信息,包括性别、出生日期、患者联系信息及唯一标识;开具医嘱的医师姓名或其他唯一识别号;所需原始样品的类型;申请的检验项目;与患者和申请项目相关的临床资料以提供全面的检验医疗服务。

实验室应制订针对口头申请检验或追加实验的文件化程序,包括在规定时限内提供申请单(或电子申请单)进行确认。完整、准确的申请信息是对患者权益的重要保障,可降低出现误差的可能性。

3. **原始样品采集和处理** 实验室应制订正确采集和处理原始样品的文件,可供负责原始样品采集者使用。

当采集过程与文件内容发生偏离时,应将其记录在文件中,并通知相应人员。当需要侵入性的或增加并发症风险的特殊程序时,需要更详细的解释,甚至需要书面同意。采样前接待及采样期间,均需充分考虑对患者隐私的保护。

原始样品采集前,需要进行一系列详尽的指导工作,包括申请单的填写,确保所有必要信息已准确录入;根据检验项目进行对应的患者准备指导;告知原始样品采集的类型和量、容器及必需的添加物;某些特定检验需规定特殊的采集时间;影响结果解释的临床资料(如用药史)。

原始样品采集时,同样需要注意以下注意事项:患者身份的确认;确认患者符合检验前要求,例如:是否禁食、前期用药情况(最后服药时间、停药时间)、是否按照要求的时间采集样品等;针对不同样品,采集容器及必需添加物的说明;患者原始样品标记方式的说明(可明确溯源);样品采集者身份及采集时间的记录;检测前样品正确储存条件的说明;完成采样后所用物品的安全处置。

以上流程都是确保样品采集质量和检验结果准确性的重要环节。

4. **样品运送** 实验室应制订正确运送样品的文件,可供样品运输者使用。

样品运送的要求包括:采用正确恰当的运输包装;运送的及时性,以满足检验性质的要求;保证收集、处理样品所需的特定温度范围,使用指定的保存剂;确保样品完整性,以避免因样本质量对检验结果产生影响的同时,应确保运送者及接收实验室安全,符合生物安全规定要求。

5. **样品接收**　实验室应制订正确接收样品的文件，可供样品接收时使用。实验室的样品接收程序应确保满足以下条件：通过样品标识可溯源至确定的患者；所制定的样品接收或拒收的标准规范合理且被有效执行；如果样品验收不合格，对于来源珍贵且无法重新获取的样品，仍然需要进行检测，应在最终报告中说明问题的性质，并在结果的解释中给出警示；所有接收的样品，包括样品接收的时间、样品接收者的身份，都应当在登记册、计算机或其他类似系统中进行记录。此外，所有原始样品中取得的部分样品，都应当能够明确追溯至最初的原始样品。

6. **检验前处理、准备和储存**　实验室应建立保护患者样品的程序和相应的设施，以确保在检验前活动以及处理、准备、储存期间，样品不会发生变质、遗失或损坏。同时，实验室程序还需明确对同一原始样品申请附加检验或进一步检验的时限。

二、CAP 认可准则对医学实验室分析前过程的准则要求

美国病理学家协会（College of American Pathologists，CAP）认可计划中实验室通用准则（Laboratory General Checklist）中对分析前过程有要求，分别是样品收集的指导、样品收集和标识、样品传输和追踪、提供给患者和用户的信息、申请与样品接收和处理。

认可准则中指出，样品的正确收集和处理指导文件对每一位实验室人员和样品采集人员都应是非常易于获取的。样品采集和处理文件应该定期由实验室主任或指定人员审核，任何新建的流程或旧流程中较大的改动都需要经过主任的审核和批准。样品采集手册应分发到医院里所有标本采集的区域，包括护士站、手术室、急诊室、门诊等，手册可以是纸质版也可以是电子版，电子版更便于更新。

样品采集手册务必涵盖以下关键要素：患者的预先准备；样品采集所需容器的类型及样品量；特定时间点的样品采集要求；防腐剂或抗凝剂的类型和量；运输过程中的特殊处理措施（如冷藏等）；确保正确的样品标识；其他相关的临床资料。

对于委托检验的样品，委托实验室应该正确遵循受委托实验室的关于申请、样品收集及处理的所有特定的要求。

1. **样品收集和标识**　样品收集的容器，如采血管和其他装置（足跟血、培养拭子、运送培养基）必须在有效期内使用，且需要遵照厂家的建议储存。

所有样品采集人员都必须接受关于样品采集技术的全面培训，包括但不限于动脉、静脉或毛细血管采集等技术，学习样品采集容器的正确选择等，并熟练掌握相应技能。

样品采集人员必须在采集前正确识别患者的身份，并在患者在场的情况进行标识。患者信息的确认必须至少包括两个识别标识，例如住院患者的腕带可用于识别姓名和唯一住院号，但病房号不能用于识别信息；门诊患者可利用姓名和出生日期进行核对。

所有的一级标本容器都应至少标记患者特定的两个标识。一级标本容器是最里面的容器，用于在处理和检测前保存原始标本，可能的形式包括标本采集管 / 杯、注射器、棉签、玻

片或其他形式的标本储存容器。实验室制度必须规定标本标记的合格标准以及对次优标本的处理。合格的标识符包括但不限于：患者姓名、出生日期、住院号、社保号、申请号、登录号、唯一的随机号。地点（如病房号）不可以作为标识符。在有限的情况下，如果能够特异性识别标本，也可使用一种标识。例如，在创伤环境下，不知道患者身份时，可使用唯一编码的检测标记提交标本，此标记能够追踪该创伤患者。

实验室要制订有关标本标签信息修正的书面制度。如果实验室工作人员意识到标本标签上的患者识别或其他信息（如标本采集人员姓名首字母、采集日期/时间）可能存在错误，则最好重新采集标本。但是，也有无法进行重新采集的情况（例如标本不可能或很难重新采集，如脑脊液），实验室应规定允许对标本标签上的信息进行修正的情况。所有此类修正记录都要保存。实验室应审查标本标签上的错误，并制订适当的修正措施，包括对标本采集人员进行教育。

实验室应该有将标本质量和标识问题反馈给标本采集人员的机制和程序。

同时，实验室应该具备正确处理存在采血不良反应的患者的程序和对采血人员的相应培训记录。

2. **标本运输和跟踪**　所有的标本要进行适当的包装和标记，以说明所运物质的一般性质。

实验室要依据国家法律法规包装和运输传染性物质。

运输人员要接受与标本类型和运输距离相符的安全、包装程序培训，包括对包装和运输传染性物质的人员进行培训。

对于由较远机构提交给实验室的标本，应具备跟踪系统和记录以确保实验室收到所有标本。记录应包括发货和收货时间，以及所收到标本的情况。有些实验室检验（如凝血检测）对采集与分析间隔期的时间和温度条件有限制。

确立监控提交标本质量的流程，纠正标本在运输过程中出现的问题。

3. **申请、标本接收和处理所有标本均需附有适当的申请单**　检验申请单要素需准确输入到实验室信息或记录系统中。要素包括患者人口学特征数据；申请检验者的姓名与地点，以及最终报告所需的其他要素。实验室必须具备日常机制以确保人工输入的准确性。

纸质或电子申请单包括以下所有要点：完备的患者身份信息（如姓名、注册号、地址等）；患者性别；患者出生日期或年龄；申请检验的医师或者委托标本的实验室的名称和地址；申请检验项目；最近一次经期（适用于妇产科标本）；标本采集日期和采集时间；标本来源（如果适用）；临床信息（如果适用）。

实验室要记录接收标本的日期及时间。

实验室制度应规定收到口头或电话指令的人员要复述整个指令，以确认抄录的准确性。

实验室应评估标本容器的重要更改，确保它们不会对要进行的分析造成任何干扰，并批准其可使用。

应根据离心机的用途对其运行速度每年至少检查一次,检查要以安全的方式进行。

使用经过校准的温度计对冰箱/冷冻箱的温度进行日常检查并记录。

第二节　人员培训与考核

分析前质量管理是获得准确实验结果的重要保证,每一个环节都不容忽视,这就要求检验工作者不断学习,强化培训,严格要求自己,具备高度的责任心,熟练的检验技术,积极的工作态度和科学严谨的工作作风。要健全和应用激励机制,充分调动检验人员积极性,充分发挥检验人员的主观能动性,只有这样,才能保证高质量的标本,为提高检验质量提供前提条件。

实验室应当确保所有员工都接受全面培训,培训内容涵盖多个方面:认识理解质量管理体系;明确分配的工作流程和操作规程;运用实验室信息系统;保障健康与安全的措施,以防范或应对不良事件的影响;遵守伦理道德原则;患者信息的保密。

培训是人员能力提高的重要手段和方法。培训是针对实验室所有人的。而且要对在陪人员始终进行监督指导,还要定期评估培训效果。要想落实培训这部分工作,那就要做好年度培训计划,不同员工的岗位要求不同,不同岗位的培训内容不同,不同内容要达到的培训标准不同。如何既覆盖所有员工,又针对不同岗位进行培训;如何进行监督指导;如何定期评估效果,都需要我们将这些要求文件化,明确地制定出相应培训程序。其中,关于质量管理体系的培训,不仅要进行体系文件内容的培训,还要对体系涉及的相关专业内容进行培训。例如,全科如何进行体系文件的控制,全科是如何进行体系管理权限职责的划分,科室遇到投诉是如何解决反馈的,等等。这些科室层面的内容就需要对全科人员进行培训,让大家清晰地知道流程该如何去走,如何一致地解决问题。

对于在培训人员的监督指导,要首先明确哪些人员需要培训,指导监督的老师是谁,指导监督老师的资格要求是什么,是否具备指导和监督的能力,需要哪个层级的授权,都要制定出相应的程序。

培训效果应定期评估,其中评估的间隔时间是多久,如何评估,评估的标准如何制定,这些也同样需要文件化。

一、能力评估

实验室需要对每位员工在接受了适当的培训后,执行所指派的管理或技术工作的能力进行评估。评估应当定期进行,以确保员工能力的持续性和进一步提升。

首先要有能力评估的标准,该项可以根据不同岗位的要求进行制订,通过达到岗位要求的预期来评估。其次,要明确评估人员是谁。另外,是哪个层面的人也要有明确程序。

在对人员进行培训后,若效果没有达到预期,或者不是所有受培训的人员都能完全符合岗位要求,就需要在工作中不断改进方法,根据工作中反映出来的情况进行调整,过一段时间后重新进行评估,满足要求者才可上岗;不满足岗位需求者应进行再次培训,或者进行针对性的补充培训。如果再次评估或者培训后仍不符合要求的,就要进行另外的程序处理了。

为了全面、准确地评估实验室员工的能力,可采用以下策略,并在与实际工作环境一致的条件下进行:

(1)直接观察员工在常规工作中的表现,以便了解其实际操作能力和熟练程度;

(2)监控并审查员工在检验结果的记录和报告过程的行为,以确保其准确性和规范性;

(3)核查员工的常规工作记录,以评估其工作态度、技能和效率;

(4)模拟问题出现场景,观察员工解决问题的策略,评估其应变和解决问题的技能;

(5)检验员工处理特定样品的能力,如留样再测或参与实验室间比对活动,以验证其专业性和准确性。

以上方法旨在提供一个综合、全面的评估框架,帮助实验室管理层更准确地了解员工的能力,并为进一步的培训和职业发展提供指导。

二、人员表现的评估

除技术能力评估之外,实验室应对员工日常工作表现进行全面评估,以保持和不断提升对用户的服务质量,激励员工形成高效的工作关系,也为实验室提供宝贵的信息反馈,从而指导员工在未来持续改进。

评估人需要有适宜的能力,并采用一致的尺度来实施评估。

三、继续教育和专业发展

管理和技术岗位的人员均应参与继续教育和培训活动。且需评估继续教育计划的有效性,这主要是看为员工制订的继续教育计划是否具有针对性,是否确实对员工的能力提高起到了好的效果。若效果不显著,则需要考虑改变或调整下一个周期的继续教育计划。

应完整保存所有员工的相关教育背景、专业资质、培训经历以及能力评估的详细记录。要特别重视对新员工入岗前的介绍,介绍的内容、负责介绍的人员等,同样需要文件程序化制订出来。其中,岗位描述需要描述的是具体的岗位要求,这些要求需要通过量化来衡量,并应对之后的人员能力评估有明确的帮助。

第三节　分析前变异因素

医学实验室中,分析前变异主要特点是影响样本成分发生变异的因素多、样本中可检测的成分多、检测成分发生的变异环节多、不同成分发生变异的时间点也各不相同。

分析前变异可分为可控性分析前变异和不可控性分析前变异。

一、可控分析前变异

（一）饮食性变异

饮食后由于机体对食物营养成分的摄入，机体代谢的变化、机体内分泌和血液循环的变化等诸多因素影响，餐后血液样本对血脂类、蛋白类、血糖类影响明显。

1. **餐后升高的检验项目**　进食后血脂、血浆蛋白质、血糖会明显升高；饮食后的脂血还可影响许多项目的检测，如肝功能、肾功能、电解质、酶类、血液流变学、凝血因子、免疫球蛋白等；饮酒可使乳酸、尿酸盐、乙酸盐、乙醛、谷氨酸转肽酶、高密度脂蛋白胆固醇（HDL-C）、平均红细胞体积（MCV）等结果增加，并促进肾上腺和脑组织的儿茶酚胺释放；含咖啡因饮料可使血浆游离脂肪酸增加；香蕉、番茄、菠萝可使血浆中 5- 羟色胺含量明显升高。

2. **餐后降低的检验项目**　大量饮用绿茶、多吃芹菜等高纤维素类蔬菜、高比例不饱和脂肪酸饮食可降低血浆中胆固醇含量。

（二）空腹时间引起的变异

临床生化检验通常需要空腹采血，一般需禁食 8～12 小时。但禁食时间过长，如超过 16 小时以上，会使血液中一些成分含量降低，如血糖、蛋白、补体、转铁蛋白、胆红素、甘油三酯、游离脂肪酸等会明显降低。因此，空腹时间要掌握一个度，不是越长越好。

（三）药物性变异

大量服用维生素 C 可使酶法测定血糖、胆固醇、甘油三酯含量假性降低，服用肝素和甲状腺素可使血胆固醇含量降低；服用胆盐和氯丙嗪可使血胆固醇含量升高；服用华法林可使凝血酶原时间（PT）明显延长。

（四）运动性变异

检验前一般要求患者处于较好的休息状态，特别是检验前 1～2 天避免剧烈的运动，抽血前不要走长路，不要急速上下楼，休息 10～20 分钟再抽血。剧烈运动可使肌酸激酶、丙氨酸氨基转移酶、天冬氨酸氨基转移酶、乳酸脱氢酶、乳酸明显升高。

（五）体位性变异

体位的变化影响呼吸、血液循环、器官功能，由于体位的变化可使血液和组织间液之间的平衡发生改变，特别是细胞成分和大分子物质含量改变较为明显；体位的变化还可使体内的内分泌功能发生改变，如立位时肾上腺皮质激素较卧位时升高 1～3 倍。

（六）样本采集时间引起的变异

人体有生物规律，在昼夜 24 小时的不同时间点，机体的生物指标水平有一定波动。因此，不同采样时间会引起检验结果变异，样本采集时间必须考虑患者的生物钟规律，特别是激素水平分析，如女性性激素与生殖激素和月经周期有密切关系，生长激素在入睡后会有短暂的升高;胆固醇在排卵前期最高,排卵时最低;血浆蛋白在经期后降低,凝血因子Ⅰ在经期前最高。通过采样时间的选择,可减少或避免一部分检验项目检验前变异以保证检验结果真实性和可靠性。

(七)样本采集部位引起的变异

血气分析的血样必须抽采动脉血或经充分动脉化的毛细血管血,生化血样通常抽取肘静脉血,必要时也可采集股静脉或颈静脉血。抽血时应避开局部水肿、红肿炎症部位,正在输液、输血的肢体严禁抽血。

(八)样本采集方法引起的变异

样本采集过程中的多个环节可以引起样本中成分的变异,这种变异是可以通过严格控制样本采集操作程序和标准化操作方法加以控制,如正确选择抗凝剂、使用正确的动脉和静脉穿刺方法、抽血时速度不可太快、抽血时的负压不要太大、注射器抽血后应取下针头再把血液缓慢打入试管内以避免气泡产生而发生溶血、样本分装时量要准确、抗凝样本采集后应立即充分混合均匀等都是样本采集过程中减少样本生物变异和人为变异的重要环节。

(九)样本运输和贮存引起的变异

样本采集后应标明采集时间,尽快送往实验室。样本运送过程中应避免剧烈的振动。样本一般室温放置(18～25℃),不能立即送检的样本应及时分离血清至4℃冰箱保存。

(十)样本处理引起的变异

1. 离心条件 一般要求离心速度为3000r/min、离心时间10～15分钟。离心速度太高,时间太久,会导致细胞内成分外渗到血清中,引起检测结果升高。

2. 离心温度 离心血液样本最好使用控温离心机,离心温度控制在18～25℃,否则离心时会产生高温,使酶类及其他蛋白质成分生物活性发生变异,导致结果偏低。对于一些特殊物质的检测,需要在4℃恒温条件下离心。

二、不可控分析前变异

1. 年龄变异 年龄因素对检验结果的影响是不可控制的,这种变异可采用不同的年龄组应用不同的生物参考区间来消除年龄差异的影响。

2. 性别变异 在医学检验项目中,包括生化、免疫、血液检验等大部分检验项目都会因患者性别的不同而参考值范围有很大差异,这种差异是先天的,可采用男女性别分别应用不同的参考值,以消除性别差异对诊断的影响。

3. 吸烟变异 长期吸烟的患者,血液中某些生物成分与不吸烟者有一定差异。长期吸烟者血液中一氧化碳血红蛋白、儿茶酚胺、皮质醇含量较不吸烟者明显升高。

4. 妊娠变异 妊娠时孕妇血容量增加,血液相对稀释,血液中化学成分如微量元素、血红蛋白、血浆蛋白含量也相对降低。妊娠时胎盘的分泌可使雌激素、人绒毛膜促性腺激素、碱性磷酸酶、甲胎蛋白、铜蓝蛋白、急性时相反应蛋白和凝血因子等含量增加。由于妊娠时代谢旺盛,血糖、载脂蛋白、甘油三酯、胆固醇明显升高。

5. 季节性变异　夏季阳光充足,日照时间较长,血液中维生素 D 含量会升高。总胆固醇水平在冬季比夏季平均增高 2.5%,三碘甲状腺素原氨酸在冬季会比夏季高 20% 左右。

6. 海拔高度引起的变异　长期生活在不同海拔高度的人,由于大气压和空气含氧量的不同,导致人体血液内化学成分的含量会有一定的差异。一些物质因海拔高度的增加而降低,如血浆中的血红蛋白氧饱和度、血氧含量、肾素、雌三醇、转铁蛋白、尿肌酐、肌酐清除率;有些物质则随海拔高度的增加而升高,如 C 反应蛋白(CRP)、血红蛋白含量等。

7. 机体生理周期性变异　某些分析项目有周期性节律变化,如昼夜节律变化、周期性节律变化等。例如皮质醇一般在早上 6 点左右出现峰值,晚上和午夜降低;促甲状腺素水平峰值出现在深夜,中午时最低;生长激素的水平在清晨最低、睡眠中升高。女性性激素水平在月经周期中也有较大的变化。

第四节　标本采集对检验结果的影响

标本采集不当所造成的误差在临床中比较常见,是影响检验结果是否准确的一个重要原因。

一、采集时机对检验结果的影响

患者准备和标本采集是保证检验质量的主要环节。患者受到各种内在和外在因素的影响时,可使检验结果产生或大或小的误差,因此在某些检验前患者需做准备,以减少随机分析误差。临床上很多生化指标要求空腹采集,如果医护人员责任心不强或业务知识差,未及时向患者交代禁食时间,在采血前又没有详细询问即行采集,会导致采集的标本不合格。同一患者在不同时间所采集标本的检验结果会有明显的差异,为了尽可能使检验条件一致,生化检验原则上是于清晨早餐前或禁食 12 小时后采集。这是因为进食后血液中的某些化学成分有较大幅度的波动,饮水可使血液稀释。此外在临床上血液生化指标参考值的调查与界定,通常以空腹血样的检测值为统计样本。但是在某些急诊情况下,为了争取抢救时间,接诊后需立即进行治疗,且同时需要进一步生化检查以判断病情的发展和预后,此时应该注意输液及药物对生化检验结果的影响,尽量在输液及药物治疗之前采集标本并立即送检。

一些特殊疾病的血液标本采集需要掌握特定的时间点:检查微丝蚴需要在半夜唤醒后采标本、疟疾患者应在寒战发作时采血、行血培养检查时宜在患者应用抗生素治疗之前采集、心肌梗死的主要标志物肌钙蛋白是在心梗发生 3 小时才开始升高,11～24 小时达到高峰。此外,甘油三酯、维生素 D 等还可有季节性变化,妇女体内激素水平会随着月经周期发生周期性变化,对标本采集时间也有严格的时间要求。进行治疗药物监测时,更需注意采血时药物浓度的峰值和低谷。

没有采集正确的标本,再好、再先进的检查仪器检查出的结果也不能客观、真实地反映患者体内指标的水平。

二、采集方法对检验结果的影响

采集标本方法正确与否是直接影响检验结果的关键。标本采集时患者坐位或卧位检验结果无大的差异。但站立时,静脉渗透压增加,水分子快速从心血管系统向组织间质转移,蛋白质、血细胞、胆固醇、三酰甘油等大分子物质不易透过血管壁而浓缩;同时,静脉压改变引起血管活性物质醛固酮、肾上腺素、血管紧张素等增加,从卧位到立位,检测结果逐渐增高,故应引起采血人员的注意,减少试验误差。

血液由血浆和细胞成分组成,很多指标在血细胞中的浓度比在血浆中高很多,特别是乳酸脱氢酶、转氨酶和钾离子等,而在配血试验中,血液标本溶血严重干扰对结果的判定。穿刺不顺利,抽血速度太快,血液注入采血容器时未取下针头或产生大量泡沫、皮肤穿刺时为增加血流而挤压穿刺部位或从皮肤上直接取血等都有可能造成不同程度的溶血,从而影响检验结果的真实性。

静脉采血应选择双侧前臂窝附近的头静脉、贵要静脉或正中静脉。对于儿童、严重烧伤患者、极度肥胖者、出血倾向严重的患者和癌症晚期患者,可以考虑从手背和足部的毛细血管采血。

静脉输液时采血检验结果与抽血部位密切相关,直接从输液通路中、同一血管中或同侧采血可致血糖、血钾上升。使用止血带 1 分钟以内血中各检验指标没有明显改变,但止血带压力过大或压脉时间过长,可使血管内皮细胞释放组织性纤溶酶激活物,使纤溶活性增强或加速血小板的激活,引起标本溶血。另外若某些物质的血细胞内浓度低于血清浓度时,则溶血相当于血清被稀释,发生溶血时这些血清成分检测值降低,这类项目主要有 Ca^{2+}、Na^+、Cl^-、未测定阴离子(UA)等。溶血后,血细胞成分进入血清中后因化学反应而引起其他物质的浓度改变,如红细胞的磷脂进入血清被血清中的磷酸酯酶水解,其结果造成血清无机磷浓度显著增高。

真空管采血时按其要求进行;进行血小板功能检查时,注射器和容器需先经硅化处理,以防止血小板接触玻璃器皿被激活。商品化采血管已经硅化处理。细菌培养的标本要采用无菌技术,防止污染。

三、标本的存放传送对检验结果的影响

血液标本采集后应立即送检,时间耽搁越少,检验结果的可靠性越高。很多过程影响标本质量,如:血细胞的代谢活动,蒸发作用和升华作用,化学反应,微生物降解,渗透作

用,光学作用,气体扩散等。不能立即送检时,可暂放4℃冰箱。如果标本久置,可使二氧化碳结合力降低,因红细胞内含氨量增高,标本较不稳定,又由于红细胞内葡萄糖氧化每小时降低7%,故取血后需在30分钟内测定。放置时间长,红细胞内磷酸酯释出,被血清中磷酸酶水解而使血磷升高。血清置室温,碱性磷酸酶活性显示轻度升高。丙酮酸在血中极不稳定,血液抽出后,1分钟就见减低。血沉应于2小时内测定完毕,否则血沉减慢。若血标本在室温下放置15分钟,乳酸浓度明显升高,差异有显著意义,在4℃冰箱内放置30分钟,乳酸浓度升高不明显,放置1小时差异有显著意义。故采血后应立即检测,室温下送检时间不超过15分钟,在4℃低温条件下送检时间可延长30分钟。血清葡萄糖因血细胞的糖酵解每小时会降低7%,故采血后应立即检测,如无条件,应及时分离血清。肌酸激酶的活性随时间的延长而不断下降,乳酸脱氢酶由于红细胞的通透性改变,血清中酶活性不断上升,羟丁酸脱氢酶活性也在放置过程中不断上升,放置时间对谷草转氨酶的活性影响不大。标本放置不同时间血氨测定结果均较即刻测定明显升高,因此为了保证测定结果的准确性,采血后必须密封并立即送检。采集的血液标本,要检测多种项目时,最好一种项目一管血液,防止标本污染。在不能分开时,要注意检验的顺序,如一管血液要检测生化和PCR,那必须先检测PCR再检测生化,防止检测生化后的标本污染对PCR检测结果的影响。在运送标本过程中,要防止污染、混浊、振荡。若振动太大,容易造成血细胞破裂,细胞内的成分与血清成分混合,形成与溶血相同的错误结果。

四、抗凝剂对检测结果的影响

采用全血或血浆标本时,采血后应立即将血液标本注入含适量抗凝剂的试管中,并充分混匀。测定红细胞压积应使用肝素抗凝,以EDTA管采血时,随着时间的延长和管壁EDTA的浓度变化,血细胞的形态会发生变化。用于血培养的标本采集后向管内注入适量含有枸橼酸钠抗凝剂的培养液后再送检。在采集抗凝标本时一定要严格遵照操作规范,抗凝剂与血液的比例血沉标本按1:4,凝血四项按1:9进行,确保检验结果的准确性。真空采血管的类型及适用检测范围见表9-1。

表9-1 真空采血管类型及适用检测范围

试管类型（管盖颜色）	添加剂	作用方式	适用检测范围
无添加剂的试管（白色）	无	无	临床生化、临床免疫学检测
促凝管（红色）	血凝活化剂	促进血液凝固	临床生化、临床免疫学检测、交叉配血
血清分离管（深黄色）	血凝活化剂、分离凝胶	促进血液凝固、凝胶用以分离血清	临床生化、临床免疫学检测

试管类型（管盖颜色）	添加剂	作用方式	适用检测范围
肝素锂抗凝管（深绿色）	肝素锂	灭活凝血因子Xa、IIa	血氨、血液流变学检测
血浆分离管（浅绿色）	肝素锂、分离凝胶	灭活凝血因子Xa、IIa 凝胶用于分离血浆	临床生化检测
肝素钠抗凝管（棕色）	肝素钠	灭活凝血因子Xa、IIa	临床生化检测、细胞遗传学检测
乙二胺四乙酸二钾或乙二胺四乙酸三钾抗凝管（紫色）	乙二胺四乙酸二钾（EDTA-K$_2$）或乙二胺四乙酸三钾（EDTA-K$_3$）	螯合钙离子	血液学检测、交叉配血
草酸盐或乙二胺四乙酸或肝素/氟化物（浅灰色）	氟化物和抗凝剂	抑制葡萄糖酵解	葡萄糖检测
凝血管（浅蓝色）	柠檬酸钠1:9	螯合钙离子	凝血功能、血小板功能检测
红细胞沉降率管（黑色）	柠檬酸钠1:4	螯合钙离子	红细胞沉降率检测
ACD管（黄色）	柠檬酸、葡萄糖	灭活补体	HLA组织分型、亲子鉴定、DNA检测等
CPDA管（黄色）	柠檬酸、磷酸、葡萄糖、腺嘌呤	灭活补体、细胞营养	细胞保存
微量元素检测管（深蓝色）	乙二胺四乙酸或肝素锂或血凝活化剂	因添加物不同而异	微量元素检测

实验分析前阶段的质量控制是整个检验质量控制中容易被忽视却非常重要的环节。临床医生、检验人员要对各种实验的影响因素全面系统地了解，要求采血人员操作规范化，使用安全性好、质量高的采血用品，保护医疗工作者和患者的安全，只有这样，才能保证高质量的标本、高质量的检验和检验结果的准确。

第五节　标本采集过程中的风险评估和预防措施

血标本采集过程中的高危风险评估成为临床上减少或避免血标本分析前发生错误的重要举措，旨在发现影响血标本检验前的质量因素，并提出相应的应急处理措施及安全管理。

一、血标本采集过程中的风险评估

（一）血标本采集前风险评估及处理

1.血标本采集前风险评估　风险评估主要包括以下5个方面：

（1）采血医嘱执行流程不规范；

（2）采血注意事项告知不到位；

（3）采血试管选择错误或失效；

（4）试管标签粘贴错误或标签模糊不清；

（5）标本与HIS条形码不符。

2.应急处理　应急处理主要包括以下4个方面：

（1）重新查对医嘱内容，双人核对无误后方可执行；

（2）及时与患者沟通，告知采血的目的及注意事项；

（3）检查试管有效期，根据条形码提示选择正确的试管；

（4）认真查对检验项目，重新打印条形码，正确粘贴试管标签，标签保持干燥，尽量不要遮盖试管上刻度。

（二）血标本采集时风险评估及处理

1.血标本采集时风险评估　风险评估包括以下4个方面：

（1）患者身份确认错误；

（2）采血操作不规范、不熟练；

（3）采集标本部位、时间不当；

（4）标本留取质量不合格，包括采集量不足或过多、标本溶血、标本凝固、血培养标本被污染等。

2.应急处理

（1）发现患者身份错误，立即报告主管医生，按医嘱采取补救措施；

（2）及时与患者解释取得谅解；

（3）与实验室联系，明确采集标本的要求与注意事项，取得患者同意后重新抽取血标本送检。

（三）采集标本后风险评估

1.采集标本后的风险评估　采集标本后的风险主要发生在标本送检过程中，风险评估主要有以下2个方面：

（1）标本送检不及时；

（2）标本丢失或标本被破坏。

2.应急处理

（1）如标本未及时送检，立即向实验室咨询标本的有效性，如果不影响检验结果，立即

送检,无效时应向患者做好解释重新采集血标本送检;

（2）发现标本丢失或破坏,立即分析原因,寻找标本,如确实找不到或标本质量不符合要求,应向患者做好解释重新采集血标本送检;

（3）通知护士长,按护理不良事件报告流程处理并及时上报。

二、安全管理

（一）血标本采集前的安全管理

1. 严格执行查对制度　血标本采集前后均应严格执行查对制度,执行医嘱时双人认真核对患者信息与腕带信息相符;采集标本前核对医嘱内容与试管上的检验条形码上的患者资料、检验项目、标本名称等资料是否相符,正确确认患者身份;同时采集几个患者的标本时,容器要分开放置,严格执行操作前、中、后的查对。

2. 正确评估患者并采取合适的方式　用通俗易懂的语言告知患者血标本采集的目的、方法、时间及注意事项,让患者真正知晓并积极参与标本的留取。

3. 完善血标本采集流程　包括核对已准备的试管与条形码标识的试管是否一致,多管采血时按血培养－抗凝管－无添加试管－有添加试管－其他的顺序 。

（二）血标本采集过程中的安全管理

1. 采血量应准确　采血时根据不同检验项目需血量要求进行采血,不可过多或过少,避免人为地引起血标本血量不符合要求。采血管压力不足,可能与试管本身压力有关,也可能与放置时间有关,如负压不够时可改用注射器采血,保证采血量符合要求。观察血量应注意平视液面;条形码粘贴位置适宜,便于观察血液液面。

2. 避免溶血　如静脉穿刺处的消毒液未干;采血针头过细;注射器与针头连接不紧密,导致采血时空气进入产生气泡;患者浅表静脉不明显时,止血带过紧,时间超过 1 分钟;拍打、挤压血管或过度运动(如嘱患者反复做握拳运动);反复回针抽吸及用力拉动针栓;真空采血管负压过大;穿刺后未取下针头而直接将标本注入试管内;混匀血标本时过度振荡;血标本放置时间过长等。以上操作均可导致溶血的发生,需要避免。

3. 避免凝血　如采血不顺利,采血时间过长,血液在注射器内已经凝固;同一患者采集多份血标本时,最后注入抗凝管,造成血液在注射器里凝固;血液注入试管后未立即轻轻摇匀,或摇匀次数不足,使部分血液凝集,或摇晃时间和次数不够,血标本未与抗凝剂充分混匀;错用抗凝管等。

（三）血标本采集后的安全管理

1. 标本采集后应放固定位置并采用正确的运送方法,按要求及时送检,特别是急查标本,立即通知标本运送人员送检。如采集的标本本班内不能及时送检,与下一班护士进行详细交接并做好记录。

2. 制订标本送检登记流程　建立与实验室的沟通反馈机制,确认标本按要求送到实验室,跟踪检验结果。

(四) 加强采血人员的培训

培训可以提升采血人员采集血标本的理念和技能,从而主动认真地遵守采血工作流程。随着医学的不断进步,检验项目不断增加与更新,且不同的项目对血标本采集的要求不同,采血人员要定期请检验科人员加强检验知识培训;对新开展的检验项目或对血标本的量、采血部位、保存方法及检验时间有特殊要求的检验项目,应在采血前与检验科人员联系。低年资采血人员由于工作经验缺乏、业务技能掌握不熟练、处理应急事件缺乏经验,容易出现急躁、过度紧张、想当然的主观错误,在工作责任心和执行制度方面均不如高年资采血人员。随着医院新招聘采血人员人数的增加,从事临床采血工作的采血人员呈现"低年资、年轻化"趋势,管理者应加强对年轻采血人员的培训及教育,避免出现输液侧采血、未空腹采血等错误。

(五) 严格执行医疗不良事件处理流程建立反思体系

对出现的不合格标本采集案例,应及时进行全科分享和讨论,避免类似事件再次发生。

三、案例分享

(一) 不当操作引发的标本不合格案例

1. 待测样本血钾 7.2 mmol/L,血钙 0.3 mmol/L,标本部分抗凝,患者无高血钾症状。经过与采血护士、样本运送人员沟通证实,该样本前一天采集后未及时送检,又未进行离心处理。

2. 待测样本血钾 10 mmol/L,血钙 0.3 mmol/L,标本部分抗凝,患者无高血钾症状。经过与采血护士沟通,是其误用含草酸钾抗凝管采血,发现错误后违规将血液倒入普通干燥管。

3. 样本血钾 9.8 mmol/L,总蛋白 36 g/L,白蛋白 22 g/L,血糖 28 mmol/L,患者情况良好。经调查了解,患者正在输液,采血护士以采血困难为由,违规在输液侧拔掉输液管,回放血入采血管送检。

4. **妊娠妇女尿妊娠试验阴性**　一例女性患者送检尿液行尿妊娠试验(尿 hCG 定性分析),5 分钟后试纸条上仍只有一条显色带,工作人员便出具了尿妊娠试验阴性报告。患者质疑检验科报告与家中自查结果以及 B 超结果不符合。为消除患者疑虑,也证实检查结果是准确的,检验科医生对送检尿液标本进行了复查,结果仍为阴性。经过与患者耐心沟通后得知,患者清晨为做 B 超检查曾大量饮水,尿妊娠试验阴性是因为尿液中 hCG 浓度稀释导致。

(二) 不当操作引发栓塞的案例

患儿女,孕 35 周早产,于生后 30 分钟由产科转入新生儿科,体重 1.5 kg。入院后即给予右侧股动脉穿刺采血。斜穿刺法一次采血 7 ml,过程顺利,常规压迫止血 1 分钟后右侧下肢呈发绀现象,1 小时后继而发现皮肤苍白,皮温下降,足背动脉、腘动脉搏动消失,股动脉搏动弱。8 小时后患儿大腿周径比健侧小 1 cm 左右,予多普勒超声检查患侧肢体示股动脉不完全性栓塞。立即给予扩张血管、改善微循环等药物治疗,同时给予保温、温水湿敷等综合治疗。5 天后患侧肢体皮肤颜色、温度、大腿周径恢复正常，股动脉及腘动脉搏动有力。

（三）不当操作引发的标本污染或携带污染的案例

患者男，19 岁，因"反复中上腹疼痛 2 个月，再发 1 天"入院。2 个月前患者无明显诱因出现中上腹疼痛，急诊检验：血淀粉酶 84 U/L，尿淀粉酶 1840 U/L。腹部超声提示：胰腺体积轻度增大，边界整齐，未见胰管扩张，肝胆脾未见异常，急诊以"急性胰腺炎"收住普外科。入院后经保守治疗后好转出院。今日晨起后腹痛再次发作，疼痛剧烈，肌注山莨菪碱无明显缓解，再次急诊就诊，查血淀粉酶 78 U/L，尿淀粉酶 2468 U/L。腹部超声检查未见异常。再次以"急性胰腺炎"收入我院。入院查体：生命体征正常，神清、痛苦面容，屈膝卧位，心肺无异常，腹肌紧张，中上腹压痛，无反跳痛。肝脾肋下未触及，移动性浊音阴性，脊柱、四肢无畸形，各关节无红肿、神经系统未见异常。入院后查血、尿、大便常规正常，肝功能、肾功能正常，心电图、胸片均正常，腹部超声及胰腺 CT 未见异常，初步诊断：急性胰腺炎。给予禁饮食、静脉营养，奥美拉唑抑酸，奥曲肽注射液抑制胰腺分泌等综合治疗 2 周，患者症状未见明显缓解。复查血淀粉酶 103 U/L，尿淀粉酶 1864 U/L，磁共振胰胆管成像（MRCP）检查未见异常，建议经内镜逆行性胰胆管造影（ERCP）检查，患者拒绝。住院期间患者多次诉腹痛，复查血淀粉酶均正常，尿淀粉酶远高于正常范围，向检验科反馈情况，经反复确认，检验结果一致，检验科医生认为不排除标本污染可能，建议在医师监督下重新留取标本。复查血淀粉酶 73 U/L，尿淀粉酶 160 U/L，后患者承认伪装腹痛，并将唾液混入尿标本的事实。

（刘小娟）

主要参考文献

［1］李君 . 探讨标本采集对检验结果的影响 . 今日健康，2014，13（8）：313-313.

［2］高立卉，孙美华，贺淑梅 . 血标本采集过程中高危风险评估及安全管理 . 齐鲁护理杂志，2015，21（11）：101-102.

［3］国家卫生标准委员会临床检验标准专业委员会 . 成人静脉血液标本采集指南，2010.

［4］周睿，王清涛 . 医学实验室认可对分析前质量控制的要求及应对方案 . 中华检验医学杂志，2013，36（2）：191-192.

［5］李顺君，左玥 . 临床血液标本不合格的原因及干预措施有效性分析 . 检测医学与临床，2019，16（4）：536-539.

［6］韩文生 . 规范血标本采集程序控制送检标本质量 . 疾病监测与控制，2017，11（3）：247-248.

［7］曾姣 . 血液标本采集对检验结果的影响因素分析及防范处理措施 . 世界最新医学信息文摘，2019，19（A0）：315，317.

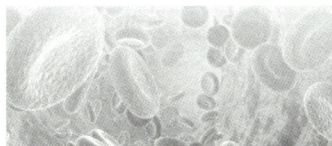

附录　常见问题及处理

一、采血针的选择

随着医疗护理技术以及医疗卫生材料的进步,用于临床血液标本采集的器具也得到不断丰富的发展。从末梢采血针到安全型的静脉采血针,选择合理适宜的采血器具在保证血标本质量、操作的便捷高效、操作者的安全和对环境的保护上发挥着重要的作用。

(一)静脉采血针的选择

1. **一次性注射器**　采用高分子聚丙烯材料制成,由芯杆、胶塞、外套及注射针、外包装组成。使用注射器采血时,将注射针固定在针筒上,按规定要求进针,穿刺成功后,右手固定注射器,缓缓抽动注射器内芯杆至所需血量后,嘱患者松开拳头,松开止血带,迅速拔出针头嘱患者按压穿刺点上方3~5分钟止血。而后将注射器针头拧下丢入锐器盒中,并将所需血液沿试管壁缓慢注入试管内,将废弃针筒丢入黄色垃圾桶内。此种注射器采血技术已经基本被真空采血法取代。

2. **双向采血直针**　结构是贯通的针管,其两端都有锋利的刃口(针尖),针管两端都有保护套管。针尖中下段固定在针座上,前端称为静脉穿刺针,后端称为集血针,集血针表面有橡胶阻血套(附图1)。

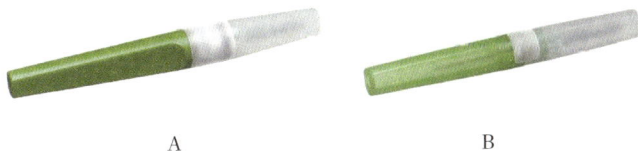

A   B

附图1　双向采血直针

A. 可视型双向采血针; B. 普通双向采血针。

临床上通常将双向采血针、持针器和一次性真空采血管一起组合使用采血。使用时,将采血针旋转固定在持针器外筒前端,静脉穿刺成功后将真空采血管插入持针器后端空腔,使采血针后端刃口穿过橡胶阻血套并贯穿刺入真空管胶塞,在负压作用下,将血液抽入真空采血管内;采血完毕,拔出双向静脉采血针,局部止血,将采血针连同持针器丢弃于锐器盒内,严禁回套采血针帽。若现场无锐器盒回收采血针时,则需单手套绿色针帽,再撤卸双向采血针与持针器,而后再丢弃于锐器盒内。

3. **蝶翼针** 也称为分体式真空采血针。其结构是在静脉输液针的软管尾端针座上加接一支采血针构成,是临床采血较常用的采血器具,目前逐步代替了传统的注射器采血方式(附图2)。

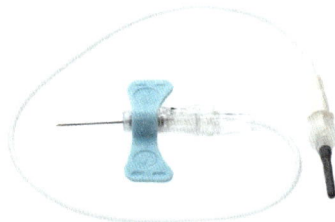

附图2 蝶翼针(分体式真空采血针)

使用时,需要将采血针旋转固定在持针器外筒前端,手持蝶翼端静脉穿刺针对静脉进行穿刺,成功后将真空采血管插入持针器后端空腔,使集血针刃口(针尖)穿过橡胶阻血套并刺入真空管胶塞,在负压作用下,将血液吸入真空采血管内。采血完毕,拔出静脉穿刺针,局部止血,拔出静脉穿刺针,连同穿刺针及持针器丢弃于锐器盒内。

使用注意事项如下:

(1)蝶翼针软管较长,存在"死腔"体积,当采集的第一支试管为枸橼酸钠抗凝或小容量真空采血管时,建议先用预采血管(如血凝管、没有添加剂的采血管等)采血,以填充蝶翼针软管中的"死腔",确保试管中血液与抗凝剂的比例适当和试管中血液标本量的准确。

(2)由于蝶翼针软管较长,针管及软管内的残存血液在采血针及软管取下的过程中,容易造成血液样本暴露;进行废弃处置时,严禁针头复套。

4. **双向安全锁扣式采血针** 美国职业健康安全管理局(OSHA)对安全针具的定义:以无针方式或具备可以有效减少针刺风险的安全装置抽取体液,进入静脉或动脉以及给药的针具(附图3)。

采血针护套提供了针头保护,减少针刺伤风险并可防止重复使用,适用于所有人群,需配合持针器使用。采血速度快、操作简便、安全性佳,三切面、双斜面设计,穿刺阻力更小,痛感更低,并且只需单手操作即可有效降低针刺伤的发生率。

此种安全型锁扣针采血法是美国CDC推荐的安全采血法。

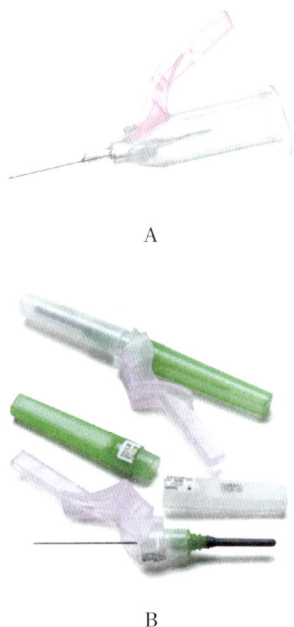

A

B

附图3 安全型锁扣式采血针

A. 一次性使用锁扣式静脉采血器;

B. 安全型锁扣式采血针及其分解图。

5. 安全型蝶翼针　安全型蝶翼针也称为按键回弹式采血针,结构如附图4。

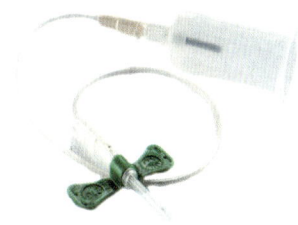

附图4　按键回弹式采血组件

采血结束后触碰按键,可将针头缩回,减少针头暴露的危险和再次使用的机会。适用于难采人群:老年患者、儿科患者、脱水患者、肿瘤患者、糖尿病患者、心血管疾病患者、慢性肾脏疾病患者、肥胖症患者等。

WHO认为回弹式设计的安全针具为高安全等级。

(二)末梢采血针的选择

末梢采血常用于儿童指尖、足跟以及部分必须检测末梢血的成人(如末梢血糖检测等)。由于人群特殊,故在选择采血针时要优先考虑针尖的锋利度、触及的精准度、穿刺是否稳定、疼痛感是否最低等因素。本书推荐使用触压式一次性末梢采血器(附图5)。触压式一次性末梢采血针是一个隐形的采血器具,外观上看不见针尖/刀片,缓解了患者恐惧心理,其还具有一步式触压、快速精准、触扎稳定,针尖/刀片永久回缩、患者疼痛感低等优点。

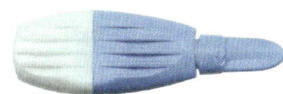

附图5　触压式一次性末梢采血器

(三)动脉采血针的选择

动脉血标本主要用于血气分析。为保证血气结果的准确性,建议选择动脉血气专用采血针(附图6)采集动脉血。由于空气中的氧分压高于动脉血,二氧化碳低于动脉血,所以,采集动脉血标本过程中应注意隔绝空气,采血完成后应立即排尽针筒里的所有气泡,封闭针头,避免空气中的氧分压、二氧化碳分压混入血气标本中使检测结果不准确。标本采集完成后应立即冰浴送检,不得放置太久,最好在15分钟内完成检测,否则血细胞继续新陈代谢,影响检测结果,使整个检测结果无意义。

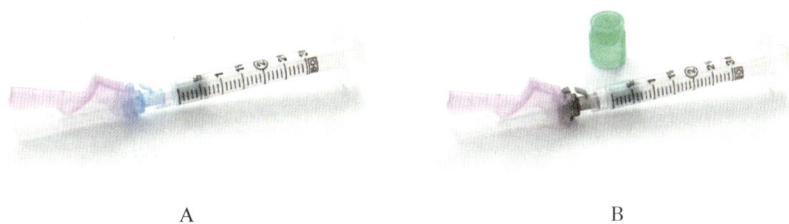

A

B

附图6　动脉血气专用采血针

A. 安全型动脉采血器(23G);B. 安全型动脉采血器(22G)。

二、采血管的选择

随着医疗技术的不断发展,血液采集技术也由老式的注射器采血演变到最新的真空采血法,而采血管的选择也由老式的玻璃试管、一次性塑料试管发展到现在的负压真空采血管。根据实验要求选择最佳的真空采血管,标准地完成血液标本的采集、对检测结果的准确性起到了决定性的作用。

目前，真空采血管是最常用的一次性采血容器、其负压应准确且内部必须无菌。真空管标签上应明确注明制造商名称或商标、生产地址、打印批号、生产日期和有效期（失效日期）、添加剂种类和是否灭菌、灭菌方式等信息。

1. 真空采血管的管体材料要求

（1）透明能看清内容物（暴露在紫外线或见光下会造成管内的内容物或采集后的血液样本受到损害的情况除外）。

（2）能够耐受常规采血、保存、运输和处理时产生的机械压力。

（3）能够耐受说明书中列出的离心条件。

（4）采血管的任何部位不得有可割伤、刺伤或划伤使用者皮肤或手套的锋利边缘、凸起或粗糙的表面。

（5）采血管中所有溶剂均应达到我国卫生行业标准 WS/T 224-2018、医药行业标准 YY/T 0314-2021 或美国临床和实验室标准协会（CLSI）GP34-A 规定标准，采血管内应保证有足够的空腔体积以便充分混匀。

2. 使用真空采血管的注意事项

（1）为保证检测结果的准确，必须在效期内使用。

（2）为保证添加剂与血液标本的比例适宜，采血量应准确。

（3）真空采血管的规格与离心机转头必须匹配，防止离心时卡管、掉管、破碎、溅漏等意外发生。

（4）真空采血管应与其他采血组件相匹配。如持针器、针头保护装置等。

真空采血管根据其内是否含有添加剂可分为血清管、血浆管。根据添加剂种类可分为枸橼酸钠管、EDTA 管、促凝剂管、促凝剂分离胶管、肝素管、肝素分离胶管、NaF 管七大类。

3. 血清管分类 血清管包括完全无添加剂真空管、加促凝剂真空管和促凝剂分离胶管等三大类。

（1）完全无添加剂血清管，管帽为红色，如附图 7。适用于免疫、分子血清学、部分血型血清学等相关检验的标本收集。为减少血细胞挂壁和溶血现象的发生，完全无添加剂血清管管壁需经硅化处理。

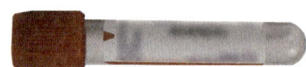

附图 7 完全无添加剂血清管

（2）含促凝剂的血清管，管帽为红色居多。其优点是可以加快血液凝固速度，缩短样本 TAT。适宜范围同完全无添加剂血清管。

（3）血清分离胶管：其内含有促凝剂和分离胶，管帽为黄色（附图 8）。适用于血清生化、免疫、分子等检验项目的标本收集。分离胶是一种聚合高分子物质，其密度介于血清与血细胞之间，离心后可在血清与血细胞之间形成隔离层将细胞

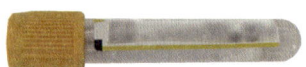

附图 8 血清分离胶管

与血清隔开。与传统血清管相比,分离胶血清管通常只需直立静置 30 分钟就能快速高效地分离出血清标本,不但能高质量地分离血液标本还节约了标本放置时间,缩短样本 TAT。

4. 血浆管分类 血浆管包括枸橼酸钠管、EDTA 管、肝素管、肝素分离胶管、NaF 管五大类。

(1)枸橼酸钠管:枸橼酸钠主要是通过与血液中钙离子螯合而起抗凝作用。CLSI 推荐抗凝剂浓度为 0.109 mol/L,与血液比例为 1:9,液态抗凝保持性更佳。有蓝色头盖管和黑色头盖管两种。

蓝色头盖管也称血凝管,如附图 9。适用于凝血功能方面的检测,如凝血功能、凝血因子、DIC 等项目的检测。为防止血小板被激活,保证凝血检测结果准确,有效防止因检测误差引起的不当治疗,建议使用无死腔体积的真空采血管。

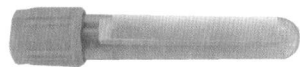

附图 9 蓝色头盖枸橼酸钠管

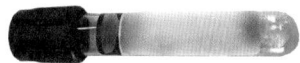

附图 10 黑色头盖枸橼酸钠管

黑色头盖管也称血沉管,如附图 10。适用于红细胞沉降率的测定。其抗凝剂与血液比例为 1:4。

(2)EDTA 管:管帽为紫色,如附图 11。其添加剂作用原理是乙二胺四乙酸(EDTA)盐与血液中钙离子或其他二价离子发生螯合作用,阻断这些离子发挥凝血酶的辅助因子作用,从而防止血液凝固。EDTA 盐对血液细胞成分具有保护作用,不影响白细胞计数、对红细胞形态影响最小,还能抑制血小板聚集,适用于一般血液学检验。国际血液学标准化委员会(ICSH)推荐血细胞计数和分类首选 EDTA 二钾盐作为抗凝剂,尤其是喷雾状态的 EDTA 二钾盐抗凝能力更强。另外,紫色头盖还适用于免疫血浆学检测、输血前检测(血型、抗体筛查、交叉配型)、糖化血红蛋白、血药浓度检测等血液标本的采集。

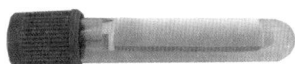 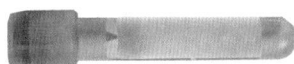

A   B

附图 11 EDTA 管

A. 4ml 紫色头盖管;B. 2ml 紫色头盖管。

(3)肝素管:管帽为绿色,如附图 12。肝素真空采血管所含添加剂为肝素锂或肝素钠,根据临床实验的要求,推荐使用肝素锂抗凝管。肝素锂抗凝无需血液凝固,缩短 75% 前处理时间,可直接上机,适用于急诊检验,如急诊生化、血氨等项目检测。冻干喷雾技术使肝素锂分布均匀,消除外源性离子干扰,从而保证电解质检测的准确性。抗凝处理获得血浆,从而减少纤维蛋白干扰,并且缩短了标本周转时间,适用于生化、血液流式细胞学等项目检测。

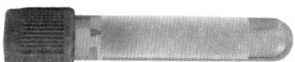 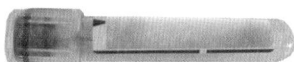

A   B

附图 12 肝素管

A. 4ml 绿色头盖管;B. 2ml 绿色头盖管。

（4）肝素分离胶管：其内含有肝素锂和分离胶，管帽为粉绿色，如附图13。用于采集血浆样本，消除凝血时间，缩短周转时间（TAT）。通常用于重症监护和急诊检测。

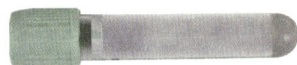

附图13　肝素分离胶管

（5）NaF管：亦称为血糖管，管帽为灰色，如附图14。NaF是一种弱抗凝剂，抑制糖酵解，是血糖测定的优良保存剂，可保证在室温条件下血糖值24小时内稳定。适用于血糖、糖化血红蛋白等项目的检测。

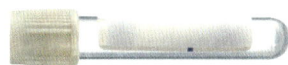

附图14　NaF管（血糖管）

在血液标本采集工作中，涉及的真空管种类较多，需要特别注意，详见附表1。

附表1　各类真空管注意事项一览表

采血管种类	抗凝剂	要求采血量/ml	最小适量采血量/ml	最低拒收标本量/ml	混匀次数	放置、离心条件
蓝头管	枸橼酸钠	2.7	2.7	不足最低体积比例	需颠倒混匀3～4次；血液与抗凝剂比例为9:1	（离心力2000～2500 g）×15 min（采集完成后立即离心，0.5 h完成送检，最多不超过1 h）
黑头管	枸橼酸钠	2.4	2.4	<1.0	需颠倒混匀8次	无须离心
红头管	促凝剂	4.0	3.0	<3.0	颠倒混匀5～6次	孵育30 min，（离心力≤1300 g）×10 min
黄头管	分离胶	3.5	2.0	<1.0	颠倒混匀5～6次后	直立，自然静置30 min或孵育10 min（离心力1300～2000 g）×10 min
避光管	分离胶/促凝剂	3.0	2.0	<1.0	需颠倒混匀8次	（离心力1300～2000 g）×10 min
绿头管	肝素锂	4.0	2.0	<1.0	需颠倒混匀8次	（离心力≤1300 g）×10 min
浅绿头管	肝素锂	2.0	1.0	<0.5	需颠倒混匀8次	（离心力≤1300 g）×10 min
粉绿头管	肝素锂	3.0	2.0	<1.0	需颠倒混匀8次	（离心力≤1300 g）×10 min
浅紫头管	EDTA-K2	2.0	1.0	<1.0	需颠倒混匀8次	血常规标本不离心 血库、免疫（离心力≤1300 g）×10 min
深紫头管	EDTA-K2	4.0	3.0	血库：<2.0 免疫：<3.0	需颠倒混匀8次	血常规标本不离心 血库、免疫（离心力≤1300 g）×10 min
儿童小紫头管	EDTA-K2	0.5	0.25	<0.25	需颠倒混匀8次	血常规标本不离心 血库、免疫（离心力≤1300 g）×10 min
灰头管	氟化钠	2.0	1.0	<1.0	需颠倒混匀8次	（离心力≤1300 g）×10 min

各类标本离心温度：15～24℃。在临床检验工作中，推荐离心条件：蓝头管是离心力2000 g×15 min，其余真空管均是1300 g×10 min离心。

三、标本采集顺序

关于血标本采集顺序,一般都采用 WHO 推荐采集顺序。WHO 推荐的采集顺序为:

血培养－无添加剂管－蓝头管/黑头管－促凝剂红头管－分离胶黄头管－粉绿分离胶管/绿头管－紫头管－灰头管,见附图 15。

注:遵守根据单位规定和程序制订的正确的采血顺序或生产厂家的建议采血。

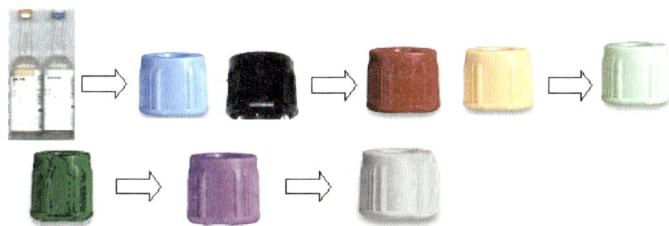

附图 15　WHO 推荐采集顺序

四、针刺伤的处理

在样本采集过程中经常遇到意外,当发生针刺伤时,应按以下程序处理:

1. 保持镇静;

2. 迅速按常规脱去手套;

3. 健侧手立即从近心端向远心端挤压受伤部位,使部分血液排出;

4. 流动净水冲洗;

5. 碘酒、乙醇消毒受伤部位,包扎伤口;

6. 报告生物安全负责人;

7. 生物安全负责人填写《安全事故处理记录表》或《质量追踪记录表》,进行危害评估、干预及定期追踪;

8. 对于带有感染性病毒的针刺伤,需要进行如下程序处理:

(1)乙型肝炎病毒:①未接种过乙肝疫苗或接种后无反应的医务人员,如果污染血乙肝表面抗原阳性,则 24 小时内立即接种乙肝免疫球蛋白(HBIG)0.06 ml/kg,完成乙肝疫苗接种(0、1、6 个月),患者如有黄疸,1 个月后复种 HBIG。②未接种过乙肝疫苗或接种后无反应的医务人员,如果污染血乙肝表面抗原阴性,则完成乙肝疫苗接种,定期追踪。③接种过乙肝疫苗,乙肝表面抗体阳性的医务人员,如果污染血乙肝表面抗原阳性,则 24 小时内立即接种 HBIG0.06 ml/kg,定期追踪。④接种过乙肝疫苗,乙肝表面抗体阳性的医务人员,如果污染血乙肝表面抗原阴性,则定期追踪。

(2)丙型肝炎病毒:①如果污染血丙肝抗体(anti-HCV)(＋),则使用 α-干扰素 3 天,定期追踪 6～9 个月;②如果污染血 anti-HCV(－),则定期追踪。

（3）对于 HIV 暴露的处理：应参照《医务人员艾滋病病毒职业暴露防护工作指导原则（试行）》进行暴露级别的评估、暴露源严重程度的评估、预防性用药的推荐处理方案、报告与保密。

1）艾滋病病毒职业暴露级别分为三级：

一级暴露：暴露源为体液、血液或者含有体液、血液的医疗器械、物品；暴露类型为暴露源沾染了有损伤的皮肤或者黏膜，暴露量小且暴露时间较短。

二级暴露：暴露源为体液、血液或者含有体液、血液的医疗器械、物品；暴露类型为暴露源沾染了有损伤的皮肤或者黏膜，暴露量大且暴露时间较长；或者暴露类型为暴露源刺伤或者割伤皮肤，但损伤程度较轻，为表皮擦伤或者针刺伤。

三级暴露：暴露源为体液、血液或者含有体液、血液的医疗器械、物品；暴露类型为暴露源刺伤或者割伤皮肤，但损伤程度较重，为深部伤口或者割伤物有明显可见的血液。

2）暴露源的病毒载量水平分为轻度、重度和暴露源不明三种类型：

轻度类型：经检验，暴露源为艾滋病病毒阳性，但滴度低、艾滋病病毒感染者无临床症状、CD4 计数正常者。

重度类型：经检验，暴露源为艾滋病病毒阳性，但滴度高、艾滋病病毒感染者有临床症状、CD4 计数低者。

暴露源不明型：不能确定暴露源是否为艾滋病病毒阳性者。

3）根据暴露级别和暴露源病毒载量水平对发生艾滋病病毒职业暴露的医务人员实施预防性用药方案。

4）预防性用药方案分为基本用药程序和强化用药程序：

基本用药程序：使用两种逆转录酶制剂，常规治疗剂量连续使用 28 天。

强化用药程序：在基本用药程序的基础上，同时增加一种蛋白酶抑制剂，使用常规治疗剂量，连续使用 28 天。

预防性用药应当在发生艾滋病病毒职业暴露后尽早开始，最好在 4 小时内实施，最迟不得超过 24 小时；即使超过 24 小时，也应当实施预防性用药。发生一级暴露且暴露源的病毒载量水平为轻度时，可以不使用预防性用药；发生一级暴露且暴露源的病毒载量水平为重度或者发生二级暴露且暴露源的病毒载量水平为轻度时，使用基本用药程序。发生二级暴露且暴露源的病毒载量水平为重度或者发生三级暴露且暴露源的病毒载量水平为轻度或者重度时，使用强化用药程序。暴露源的病毒载量水平不明时，可以使用基本用药程序。

5）医务人员发生艾滋病病毒职业暴露后，医疗卫生机构应当给予随访和咨询。随访和咨询的内容包括：在暴露后的第 4 周、第 8 周、第 12 周及 6 个月时对艾滋病病毒抗体进行检测，对服用药物的毒性进行监控和处理，观察和记录艾滋病病毒感染的早期症状等。

五、血液标本溅漏的处理

导致血液标本溅漏的原因有很多，包括血液标本采集时儿童不配合、真空管有潜在未被发现的破损、标本转运时人为损坏、离心机故障、分管时工作人员操作不当等。每个实验室应根据生物安全要求制订标准的溅漏处理程序，一旦发生血液标本溅漏时应及时按标准程序进行处理。

（一）地面和物表溅漏血液标本的处理

1. **竖立警示牌**　在溅漏地点竖立警示牌；

2. **做好个人防护**　处理人员进行操作前佩戴手套、口罩、帽子；

3. **做好常规操作**

（1）吸附：如果血液漏出的同时含有碎玻璃或其他锋利物质，不得直接用手取走或弃置。可用硬纸板或带推板的一次性塑料铲作为"推送工具"和"收集工具"处理该类物体；也可用钳子或镊子。再用一次性吸附材料（如纸巾、纱布垫或卫生纸巾）完全覆盖溅漏处，将漏出血液完全吸尽。

在吸附完液体后，所有被污染的材料应弃置于生物危险废物容器中。

（2）去污：用2000mg/L的含氯消毒液对漏出地点去污染。浸没污染地点，或用浸有消毒剂的一次性毛巾擦拭污染地点使之湿透，然后使其干燥。

如果可能有滴液或气溶胶形成（如标本在离心机内破损），在开始去污染之前，设备应至少保持关闭状态30分钟以使血滴液体/气溶胶充分沉降。

（3）清洁净化：当漏出区域已干燥、完全被吸附和已去污染后，清洁（净化）该区域以使其安全。用清洁剂和水冲洗漏出地点以除去气味，并用一次性吸附材料（如纸巾、纱布垫或卫生纸巾）擦拭使其干燥以防滑。

所有用于去污染的一次性材料置于生物危险容器内，按处理传染性废物的方式处理。任何可重复使用的材料存放前应去污染。

（二）离心机内盛有潜在感染性物质的离心管发生破裂的处理

如果离心机内盛有潜在感染性物质的离心管发生破裂，且离心机未装可封闭离心桶，则需进行如下处理：

1. 如果仪器正在运行时发生破裂或怀疑发生破裂，应关闭电源，让仪器密闭至少30分钟使气溶胶沉积。

2. 如果仪器停止后发现破裂，应立即将盖子盖上，并密闭至少30分钟。发生这两种情况时都应通知生物安全管理员。

3. 随后的所有操作都应戴结实的手套（如厚橡胶手套），必要时还可在厚橡胶手套外面戴适当的一次性手套。

4. 当清理玻璃碎片时应当使用镊子，或用镊子夹着的棉花来进行。

5. 所有破碎的离心管、玻璃碎片应废弃于锐器桶内。未破损的带盖离心管应用2000mg/L的含氯消毒剂浸泡30分钟以后进行清洗干燥后回收。离心机内腔应用适当浓度的同种消毒剂擦拭，并再次擦拭，然后用水冲洗并干燥。清理时所使用的全部材料都应按感染性废弃物处理。

6. 未完成检测的标本需立即通过系统查询患者电话号码,追回患者重抽标本。

（三）皮肤和黏膜接触溅出血液标本的处理

1. 用洗手液、肥皂或是流水清洗污染的皮肤,用生理盐水反复冲洗黏膜。

2. 如有伤口,冲洗后应用碘伏或75% 乙醇等进行消毒。

3. 有伤口或黏膜暴露者应报告生物安全负责人,并由其按照职业暴露的相关要求进行危害评估、干预,并定期追踪。

六、患者出现意外的处理

（一）晕针

晕针是指患者在针刺过程中,突然出现脸色苍白、头昏目眩、恶心、冒冷汗、心慌气短、全身无力、血压下降等症状,严重者可发生抽搐、晕厥等。

1. 晕针的常见原因 晕针的常见原因主要包括以下5个方面:

（1）心理因素:对于初次接受针刺治疗的年轻人,尤其是年轻女性,发生概率较高。多为恐惧或精神紧张,由于心理调适不当,造成自主神经系统失调,从而发生针刺晕厥。

（2）体质因素:一般发生在体质虚弱的患者（如心脏或血管方面疾病的老年人）或劳累、饥饿等体力虚弱时。

（3）在标本采集时体位不当:大部分晕针患者采用了站姿或不适坐姿采血。

（4）在标本采集过程中过强的刺激,超过患者的耐受程度,可能发生晕针。

（5）环境原因:如采血室中空气混浊,环境嘈杂等。

2. 晕针的临床表现 晕针的临床表现如下:

（1）先兆期:头晕、眼花、耳鸣、心悸、面色苍白、出冷汗等,有些患者可无先兆期。

（2）发作期:轻者头晕胸闷,恶心欲呕,肢体发软发凉,摇晃不稳,或伴瞬间意识丧失。重者突然意识丧失,昏倒在地,唇甲青紫,大汗淋漓,面色灰白,双眼上翻,二便失禁。少数可伴惊厥,呼吸骤停。

（3）后期:经及时处理恢复后,患者仍可轻度不适,如疲乏,面色苍白,出冷汗。

（4）晕针大多发生于针刺过程中,但也有少数患者在拔针后数分钟或更长时间出现症状。

3. 晕针的处理 在检验科标本采集前,采血工作人员应仔细观察患者的基本情况,如面容、神情等。对于部分有晕针史的患者应先安抚以缓解患者紧张情绪,尽量分散患者注意力,将晕针的概率降到最低。

（1）立即停止继续针刺,将针拔出。

（2）对于神志清楚的患者,静卧片刻后,给予饮温水或糖水通常即可恢复正常。

（3）抽搐患者要迅速清除口鼻咽喉分泌物与呕吐物,以保证呼吸道通畅,防止舌根后倒,为防止牙齿咬伤舌,应以纱布或布条包绕的压舌板放于上下牙齿之间。防止患者在剧烈抽搐时与周围硬物碰撞致伤,但绝不可用强力把抽搐的肢体压住,以免引起骨折。

（4）如果患者已发生晕厥,应立即通知接受过急救培训的工作人员到场。让患者平卧,头偏向一侧并略向后仰,颈部稍抬高,将患者领带、皮带、腰带等松解,保持呼吸通畅,轻轻拍打及呼唤患者,随时关注患者呼吸,注意不要让患者跌落地上。同时电话通知急诊抢救医护人员到检验科,尽快将患者转移至急救室救治。

（二）惊厥

惊厥是由于中枢神经系统的器质性或功能异常导致的全身骨骼肌不自主地单次或连续强烈收缩,伴意识障碍甚至呼吸暂停等。这种表现主要是大脑神经的过度放电引起神经系统间歇性功能失调导致。

1. 惊厥的常见病因　高热惊厥、癫痫大发作、破伤风、低血钙、中枢神经系统疾病等。在一定条件下,低血糖、脱水、心脏病变、肝脏病变及肺部病变等可能导致惊厥。

2. 惊厥常见症状　身体僵硬或瘫痪、无意识状态、无法认识周围环境、身体抽搐、呼吸困难等。

3. 对于在采血过程中发生惊厥的处理　首先要防止窒息和咬伤,立即将患者侧卧或仰卧将头偏向一侧,清除口腔分泌物、假牙等异物,确保呼吸畅通,防止患者将异物或呕吐物吸入气道引起窒息。疏散围观人群,保持环境及周围空气畅通,避免其他刺激。对于反复惊厥者,可用毛巾纱布等物置于上下牙齿之间防止患者咬伤舌头或口腔内软组织。可轻轻按住患者肢体,切记不可用力过重,以免造成骨折或脱臼,同时电话通知急诊抢救医护人员到检验科,尽快将患者转移至急救室救治。

（三）恶心和呕吐

恶心呕吐是临床上常见的症状。如果患者在标本采集过程中发生恶心呕吐时,标本采集人员应初步判断患者恶心呕吐的原因。如果是因为晕针晕血等原因导致的恶心呕吐,处理流程同晕针处理方式。如果本来就是恶心呕吐患者,则采血工作人员应根据当时实际情况及时处理,方式如下:

1. 观察患者呼吸情况,如有晕厥或低龄患儿呕吐导致呼吸道阻塞,需及时清理呼吸道保证患者呼吸道通畅。

2. 为患者准备好呕吐容器和纸巾,并备温水供患者漱口。

3. 适当安慰,并嘱患者到急救室或相应区域短暂休息。

（四）呛咳

部分婴幼儿在采血时会哭闹,有可能会导致呛咳。在采血前,工作人员应嘱家属将患儿口中的食物或其他异物清除,尽量降低发生呛咳的风险。

在采血过程中一旦发生婴幼儿呛咳,采血人员要立即协助家属扶托患儿使其弯腰低头,下颌靠近前胸,同时在患者肩胛骨之间快速连续拍击,迫使阻塞物咳出;或站在患者背后,将手臂环绕胸廓下,双手手指交叉,对横膈施加一个向上猛推的力量,由此产生气流经过会厌,使阻塞物咳出。必要时立即通知接受过急救培训的工作人员、急诊抢救医护人员到场或将患儿转移至急救室处理。

七、采血困难和止血困难

(一)采血困难

在临床采血工作中,我们经常会碰到采血困难患者。比如患者血管细、循环差,危重抢救患者血管塌陷、老年患者血管脆、肥胖水肿患者、儿童不合作、初生婴儿/极低体重新生儿静脉血管难找等。对于采血困难的患者,应从以下三点来规避采集过程中的各种风险。

首先,要做好采集前沟通工作,把在采血过程中可能出现的情况跟患者或患者监护人解释清楚,告知此次穿刺存在采血困难。各个实验室应根据实际情况设计相应的穿刺告知同意书,让患者/患者监护人了解穿刺的风险,自愿承担风险并签字同意本次穿刺采血。

其次,采血工作人员的技术要精湛娴熟,选择较易采血、穿刺成功率高的血管、调整患者到最佳采血体位、嘱咐其放松并积极配合。多安慰患者,缓解紧张情绪,防止穿刺部位无意识抽动或血管痉挛,尽量减小采血难度。必要时可以调换采血人员以保证血液标本的顺利采集。

最后,如果患者病情危重血管很难触及,采血特别困难,多个经验丰富技术精湛的采血人员多次穿刺都不成功时,为减轻患者的痛苦,采血人员可与临床主管医生沟通。主管医生根据患者病情评估调整采血的最佳时机,与患者/患者监护人沟通,暂缓本次采血把穿刺风险降到最低。

(二)止血困难

临床采血工作中,对于存在出血性疾病、有止血困难史、出血倾向或潜在止血困难的患者必须要穿刺采血时,在进行穿刺前,工作人员需充分告知患者/患者家属及医生穿刺的相关风险,并签署相应的知情同意书。

对于止血困难的患者,工作人员应是经验丰富技术精湛的高年资采血者。在采血过程中应尽量一针见血,减少重复穿刺,避免增加止血难度。

对于这些患者,采血完成后,采血人员应压迫其穿刺点3~5分钟初步止血,再嘱咐患者/患者家属继续按压穿刺点直到止血成功,并与临床主管医生、护士以及患者/患者家属沟通,要求其对后续出血情况或其他任何不良反应进行密切观察并及时处理。

对于充分按压30分钟尚不能止血的患者,须告知临床主管医生及时查找出血原因,请外科会诊进行包扎或通过输注血浆、凝血因子等血液制品等手段帮助止血。

对于婴儿的止血,最好用一次性止血棉球,避免胶布对婴儿皮肤刺激导致过敏。对于较大一点的婴儿有可能会误吞止血棉球造成窒息,所以采血人员必须要求家属或其他监护人员仔细看护患儿。

(郭婵娟　石　华)